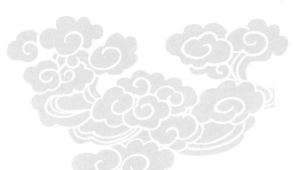

U0102635

《辅行诀五脏用药法要》
解　读

陈志欣　陈东英　编著

全国百佳图书出版单位
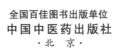
中国中医药出版社
·北京·

图书在版编目（CIP）数据

《辅行诀五脏用药法要》解读 / 陈志欣，陈东英编
著 .—北京：中国中医药出版社，2023.9
ISBN 978-7-5132-7984-0

Ⅰ.①辅… Ⅱ.①陈… ②陈… Ⅲ.①脏腑辨证—用
药法—研究 Ⅳ.① R241.6

中国版本图书馆 CIP 数据核字（2022）第 243495 号

中国中医药出版社出版

北京经济技术开发区科创十三街 31 号院二区 8 号楼
邮政编码 100176
传真 010-64405721
河北品睿印刷有限公司印刷
各地新华书店经销

开本 710×1000 1/16 印张 11.25 字数 177 千字
2023 年 9 月第 1 版 2023 年 9 月第 1 次印刷
书号 ISBN 978-7-5132-7984-0

定价 78.00 元
网址 www.cptcm.com

服 务 热 线 010-64405510
购 书 热 线 010-89535836
维 权 打 假 010-64405753

微信服务号 zgzyycbs
微商城网址 https://kdt.im/LIdUGr
官 方 微 博 http://e.weibo.com/cptcm
天猫旗舰店网址 https://zgzyycbs.tmall.com

如有印装质量问题请与本社出版部联系（010-64405510）

曹　序

　　河北省广宗县陈志欣先生的又一部新书即将问世。他是张大昌先生重要的衣钵传人，机缘巧合，我与他有了联系。此前，我与衣之镖先生联系比较多，学习过他的有关著作，有的时候也借他的书抒发一些感想。

　　因为我1985年开始在中国中医科学院中国医史文献研究所读硕士，所以我很早就对《辅行诀五脏用药法要》有所了解，但是真正与张大昌先生的传人接触，是从山西省中医研究院赵怀舟先生那里开始的，屈指算来，只有十几年的时间。赵怀舟先生赠送给我的《辅行诀五脏用药法要传承集》，是他们合作出版的重要成果。这十几年，他们大量的研究著作不断出版，是中医界一件很有意义的事情，不但有利于河北省中医药事业的发展，而且对于全国研究经方源流、体系和临床应用，也是成就巨大的事情。这就如同甲骨文的发现对于中华文明的意义一样。《辅行诀五脏用药法要》是名副其实的"中医《红楼梦》"。

　　下面，我就有关问题，谈一下自己的浅识，以便就教于钱超尘先生、赵怀舟教授等全国同道。

　　关于"辅行诀"的书名，早期我了解的名字是《辅行诀脏腑用药法要》。但是，衣之镖等张大昌先生的传人的著作，大多写为《辅行诀五脏用药法要》。二者看似差不多，却有不同意义。

　　用五脏六腑分类疾病，是《汉书·艺文志》记载的"经方家"的著作的特点，也是《黄帝内经》论述疾病诊治很鲜明的特征。从《辅行诀五脏用药法要》的内容来看，主要是说五脏病证，很少提及六腑如何。因为它不能脱离那个时代的著作体例，就像其中所说，用青龙、白虎、朱雀、玄武、阴旦、阳旦诸汤治疗的是"天行热病"，从来不说治疗的是"伤寒"，这是一个古老的传统。

因为《辅行诀五脏用药法要》所引用的是《汤液经法》,在它成书的年代,还没有"伤寒"这个病名。《黄帝内经》有《热病》《热论》《评热论》《刺热论》,但没有一篇《伤寒论》。"伤寒"作为病名,是在《难经》和张仲景时代才形成的。这个特点,张大昌先生未必了解,因为他不是研究疾病历史的学者。

临床学家和医史文献学家,他们对待古代文献的态度是不一样的。

王雪苔先生分别在1975年、1976年两次拜访张大昌先生,他与张先生对于《辅行诀五脏用药法要》的态度是不一样的。因此,2008年3月,王雪苔先生在83岁时出版《辅行诀脏腑用药法要校注考证》的时候,仍然用"脏腑"作书名,而不是用"五脏"作书名。这种坚持,就是医史文献专家"存真复原"的态度。王雪苔先生坚持这样做,是很有原则性的。

然而,张大昌先生及其弟子不用"脏腑"而用"五脏",也不是故意标新立异、固执己见,而是临床学家学以致用、求真务实精神的体现。

临床学家可以根据实用性,决定对古籍的取舍和修补。先秦很多著作和《黄帝内经》的传承是这样,研究张仲景《伤寒论》的错简派更是这样。很多临床学家根据自己认定的"仲景心法",在主张王叔和弄错了《伤寒论》的同时,提出了自己对整复张仲景原作的想法,或者推出了自己满意的整理作品。对此中得失成败,学术界褒贬不一。

毫无疑问,在目前经方传承只说"妙用",不懂经方源流、体系的情况下,关于《辅行诀五脏用药法要》的研究性著作的大量问世,具有十分重要的意义。

我原来对陈志欣先生了解不多,后来才知道他与我一样,都当过赤脚医生,也都读过中医院校编写的教材。当然,他拜师早,是张大昌先生的得意门生。我有研究生时期的导师余瀛鳌先生,也有担任主任医师之后的师父邓铁涛先生、朱良春先生。学校教育与师传是不同的成才途径,二者可以相得益彰。师传人才更容易深入有关研究领域,所谓站在巨人的肩头更容易成功,就是这个道理。

面对陈志欣先生日诊百人、长期深入民间的丰富阅历,可知他学验俱丰,令人敬仰。

他在十年前,参加了北京中医药大学钱超尘教授组织的《辅行诀五脏用药法要传承集》的编辑工作，与师兄们合著《经法述义》，独自出版了《辅行诀五脏用药法要临证指南医案》《辅行诀传人张大昌遗著》两部书，现在又有新作问世，可见他对《辅行诀五脏用药法要》的研究非常用心，成就卓然。

　　他的这本书，旁征博引，在原文不足一万字的基础上，形成了七倍于原文的注解，足见其功力非凡，成就之大。对于《辅行诀五脏用药法要》，恰如他自己所说："该书初学似简，细读则韵味悠长。"这样的研究与探索，"对学习《汤液经法》提出了新的观点"。

　　我和广大同道一起，祝愿这部大作，行稳致远，为中医复兴增添力量。

2022 年 2 月 11 日　曹东义序于虎年春节

河北省中医药科学院求石得玉书屋

赵　序

　　《〈辅行诀五脏用药法要〉解读》一书，系张大昌（1926—1995）弟子陈志欣先生的倾心力作。作者从 2018 年 11 月提笔撰述，到其稿初成，大约用了 2 年左右的时间，应该说还是一部成书效率非常高的著作，但陈志欣老师为此书所做的准备和铺垫，至少有 10 年以上了。

　　《辅行诀五脏用药法要传承集》（简称《传承集》）在 2008 年 9 月正式出版。该书主要依照抄录时间的先后顺序，收载了《辅行诀五脏用药法要》（简称《辅行诀》）的相关传本 21 个。这里面存在一个显而易见的学术问题，那就是同一部《辅行诀》，出现了 20 多个版本，并且不同时代的传抄本在主治病证、具体用药等方面尚存在一些细微且明确的差别，到底应以哪一个版本为最佳？

　　这个问题一直困扰着普通的读者。因为《辅行诀》原卷的损毁，这个问题几成无解的难题。在一定程度上，正是为了回应这一问题，2009 年 2 月，《辅行诀五脏用药法要研究》（简称《法要研究》）一书出版了。此书由衣之镖大夫主笔，当年笔者也曾为该书做了部分文字核校工作。

　　在《法要研究》一书中，衣之镖大夫正式提出了"《辅行诀五脏用药法要》整订稿"（简称"《辅行诀》整订稿"）和"《辅行诀五脏用药法要》藏经洞本复原校订稿"（简称"《辅行诀》复原校订稿"）两个版本。《辅行诀》整订稿是从医理出发，直抵陶弘景创作此书时的精神主旨，提供了在学理层面上相对精确的一个文本；《辅行诀》复原校订稿则是从文献学角度欲求复原藏经洞本的旧貌，它保留了疑有残缺的陶弘景原文，以及后世复原、初校、再校系的文字。

　　能够顺利完成《辅行诀》整订稿的关键，是"草木/金石药五味五行互含位次表"的完成。此表提升了《辅行诀》各类补泻方的理法精确程度。陈志欣先生此书提及的《辅行诀五脏用药法要新校正》（以下简称《新校正》），其实就是《辅行诀》整订稿的更新版本。衣之镖大夫最新版本的《新校正》，收录在 2021 年 3 月出版的《辅行诀五脏用药法要疫疠辨治刍议》一书中。

陈志欣先生服膺于衣之镖大夫从医理角度重新打磨和提升的《新校正》文本，但未止步于此，而是试图进一步阐释其中的深意。陈志欣先生完成上述工作，除了借助《辅行诀》的相关系列著作而外，还广泛引用了《灵枢经》《素问》《神农本草经》《名医别录》《伤寒论》《金匮要略》《抱朴子》《肘后百一方》《诸病源候论》《备急千金要方》《外台秘要》等经典著作，以期达成以经解经、有理有据的解读目标。

《〈辅行诀五脏用药法要〉解读》一书的重要突破之处，在于将《辅行诀》的"五味化生"学说，由方药推广至脏腑。《辅行诀》一书以"汤液经法图"归纳了药味之间的合化与不化现象，所谓一行之内分体用，体用之味可以合化；某行的体味与生我之味不化合，某行的用味与我生之味不化合。上述规律在《辅行诀》原书中似被局限在方剂药味、补泻功效的理论分析之中。而《〈辅行诀五脏用药法要〉解读》则利用"汤液经法图"，赋予五脏以体用之气味。如此一来，药物煎煮后，合化或不化的药味可以与五脏之气味产生新的互动。这大概就是作者强调的人与天地自然融为一体的"五味化生"学说，本质上是对药物气味与五脏气味相互作用过程的直观描述。

作者用"大小补泻某脏汤五味化生图"形象地描述了这一过程。该图由 4 个部分组成，图 1、图 2 是处方实际用药的五味分析，图 3 是煎煮后的化生情况，图 4 是与脏味作用后的化生情况。其中，图 2 是图 1 提取五味信息之后的成分饼图，所以各个成分相加后作为分子，分子除以分母的结果是 1；图 3，诸药煎煮成方后，必然有可以合化的部分，故最终诸味相加后，分子一定小于分母，因此图 3 仅仅是比例图，而非成分图。图 4，即使引入相关脏器的体味或用味与图 3 所示之药味相互作用，所体现的依然是比例而非成分。

"大小补泻某脏汤五味化生图"与"大小补泻某脏汤五行化生图"（即"汤液经法图"药脏兼论的具体化）配合使用，可以让学者更加直观、清晰地了解诸药成方后的五味变化，以及对脏器间复杂关系的影响。

如果陈志欣先生的上述推演过程能够成立，至少有两点学术意义是值得着重指出的：其一，该种分析有可能为"汤液经法图"下"阴退为泻、阳进为补"的说明提供了一定的理论依据；其二，该种分析有可能对于揭示药物如何作用于人体脏器组织的"暗箱"机制提供了一种新的思辨方法。

由于笔者理解《〈辅行诀五脏用药法要〉解读》的程度还相当肤浅，所以暂时难以做出进一步的判断，但直觉以为这是一种非常理想化的医学模型，它为人们提供了研究《辅行诀》的新途径和新方法。随着学习的深入，相关学术问题会渐次清晰明了。这部书还有待于实践的进一步检验，但无论如何，此书带给人们别开生面的体验，是令人印象深刻的。

陈志欣先生给我的印象永远是质朴认真、低调儒雅的。笔者依稀记得，2008 年 5 月 22 日，我在衣之镖先生带领下，陪同钱超尘、陈辉等人造访陈志欣先生宅的具体情形。太阳很好，我们从广宗县某条街向南折转，小巷深深，庭院雅致，便是到了陈志欣先生的家中。家中陈设朴素，甚至有些陈旧了。主人沏了茶，大家交流一些关于出书的具体问题，也谈到陈志欣先生随师学习的过往故事……院中花树静谧无声，偶尔会有孩童跑来跑去，门口竹凳下的小猫不甚畏人，独自玩耍。

彼时正是《传承集》编撰工作的关键时期，陈志欣先生是重要的参与者之一。在《传承集》的编撰工作告一段落之后，陈志欣又先后编撰出版了《辅行诀五脏用药法要临证指南医案》（2016 年 10 月）、《辅行诀传人张大昌遗著》（2019 年 7 月）等学术著作。这些努力均为《辅行诀》一书的推广和传播作出了积极的贡献。

陈志欣先生的哲嗣东英君，一直以来都在默默协助乃父完成相关工作，本书也不例外。笔者相信，《〈辅行诀五脏用药法要〉解读》一书的正式出版，必将为《辅行诀》的深入研究提供新的思路，开拓新的学术空间。我们期待这方面的工作取得更加重要的进展和成果。

山西省中医药研究院中医基础理论研究所　赵怀舟

2022 年 8 月 31 日

衣 序

战国末期，阴阳五行合流思想的兴起，元气学说的萌生，使古老的天人合一思想得到进一步的发展和应用，很大程度上影响了秦汉以后医学典籍基础的奠定和成形。以天文气象学为根据的脏象、病因、病机学说，得到了丰富和发展。在此基础上，《内经》《外经》等医学著作相继成书；以药物性味为核心的药物学、方剂学经典著作《神农本草经》和《汤液经法》，也在这个阶段问世。上述成就标志着传统医学已臻成熟。

但是，在阴阳五行学说与五德终始说合流的过程中，两汉统治者的更替，政治上的变化得失，以及古今经文学派的长期论争，造成当时的中医学理论对心的五行归属的认识（即心到底属土还是属火）反复不定，对其天文气象基础的认识也不充分、不完整，或缺乏充分的表述，导致辩证逻辑思维的短路，使《汤液经法》中金木交互、水火既济、升降阴阳三大气交法则，以及火土一家、水土合德两个重要理论阐述不明，甚至隐而未发。

汉末张仲景，有缘得《汤液经法》之传承，但却略于理论的论述，恰值大疫流行的时代，撰用"汤液"，为《伤寒杂病论》。书中治疗胸痹时，亦有"枳实薤白桂枝汤主之，人参汤亦主之"，"茯苓杏仁甘草汤主之，橘枳生姜汤亦主之"等火土一家的临床实用条文，但他对其理论内涵可以说是日用而不知，只可谓是《汤液经法》的一代经验大家。

张仲景、王叔和等对《汤液经法》药物组方规则的认识缺乏绍承，如黄芪建中汤下，虽有"疗肺虚损不足，补气加半夏三两"之注，即原旨之遗迹，却未得到重视与发挥；另如柴胡所治，被视为半表半里，这是以病机、病位为用药依据，对柴胡之性味亦是只字未提。这是背离伊尹《汤液经法》和《汉书》所载经方药物组成的宗旨的，致使后世学者仍重于病因病机，而略于药物性味，误以为此乃经方之道，不易之理。时至今日，此风不衰，经方制剂之理论仍未得以绍复，实是经方传统之一大遗憾！

南北朝时期，是继战国之后思想文化的第二个百花齐放、百家争鸣的时期。在中华文化的原基础上，引入了佛教，道家亦发展为道教，而且又有玄学兴盛于两晋。陶弘景生活的时期，玄风未泯而仍有余威，故陶弘景为儒、道、释、玄思想俱备的学者。他身为当时一代道教领袖，茅山派创始人，晚年继承魏伯阳《周易参同契》的四季体用观，创造性地运用于《汤液经法》方剂用药法则中。应当明确指出，此举之成功，与陶弘景的人生经历有关：陶弘景对早年的儒学信仰颇为失望，遂弃官修道；又迫于笃信佛学的梁武帝的压力，专职从事炼丹，长达十九年之久，但最终未达长生不老之终极目标。在皈依了佛教之后，他对自己一生的得失进行了深刻的反思，重新认识了他在中年时期编著的《本草经集注》，剖析了《素问·脏气法时论》，考察了两汉时期阴阳五行合流的轨迹，并结合其长年炼丹实践所认识的药物离合特性，提出了五行五味互含理论、金石大小补泻方，以及金木交互、水火既济、升降阴阳三大气交规律，用来指导医事活动的各个环节。他同时还创新了五脏（还有心包络）的虚实补泻组方和六合辨证模式，编撰了富有阴阳五行合流思想的重要典籍。

《辅行诀五脏用药法要》体现了陶弘景丰富的多学科知识。他本人对古天文学、气象学非常精通，曾自造浑天仪。《素问·脏气法时论》为其基本学理之渊薮。

陶弘景早于王冰很多年，当时王冰补入《素问》七篇大论的事尚未发生，运气学说根本不存在。现在却有人热衷于用运气学说研究《辅行诀五脏用药法要》，以自鸣高深。先师张大昌先生有言："刳木为舟，亦舰艇之祖矣！"以刳木之舟研究舰艇机械之理，必是徒劳之举，不足为法，不谈也罢。求之大道至简，可也。

令人遗憾的是，《辅行诀五脏用药法要》问世不久，陶弘景即去世，而该书"唯弟子得之"（《南史》语）。随后就是梁武帝诸子争夺帝位的血腥大战，侯景之乱，陈灭梁之战，导致国无宁日，战火连天，该书亦不幸残缺。

陶弘景在世时，因其已皈依佛教，在本教中颇受非议，而过着孤独自处的生活。在他去世后，残缺的《辅行诀五脏用药法要》也没有得到及时的保护和整理，本来已绍复的原始经方学术理论，未得到发扬光大。直至李唐时期，皇帝尊崇老子为其祖而崇道，茅山派第五代宗师李含光及其徒韦景昭（即后来的第六代宗师），奉旨在茅山紫阳观整理茅山派的残缺经卷，该书才得到数次整理。但因安史之乱而成书未果，遂将数次整理修订之文本并存。至宋代，皇帝尊赵玄朗为道教先祖，李含光等人的整订本被封存于敦煌，直到 1900 年破洞而出。

因此可以说，《辅行诀五脏用药法要》是继《伤寒杂病论》之后，又一部传承《汤液经法》之书，且其于医学，乃事、理俱备之作，可以弥补仲景书详于经验而偏离伊尹经方理论原旨之不足。它是绍复经方学术，促进传统医学自身发展和伟大复兴的根柢。

但是，因种种的历史原因，致使如此珍贵的中医药传统文化长期出现断层，长达约两千年之久。有幸值物华天宝的当代，《辅行诀五脏用药法要》虽屡经磨难，亡而未亡，又得重生，在学术界崭露头角，小成气候。因此，再接再厉学习《辅行诀五脏用药法要》、实践《辅行诀五脏用药法要》、研究《辅行诀五脏用药法要》、提高《辅行诀五脏用药法要》、光大《辅行诀五脏用药法要》，是当今我们传统医学有志之士应当承担的历史任务，是历史赋予我们的光荣使命。甚至可以说，此学的兴衰成败，亦是中医学存亡的重要问题之一。

师弟陈志欣先生，字向荣，师从《辅行诀五脏用药法要》出洞后第三代传人张大昌先生十八年，临床行医四十余年，对先师之学术尊崇之至，且博览群书，敏而好学，可谓精于经方、学验俱丰之士。《论语》曰："学而不思则罔，思而不学则殆。"师弟既敏于学又勤于思，其知识面宽广而实用，非沙上建塔者可比。

谚云："中医不传之秘，在于用量。"《辅行诀五脏用药法要》之神奇和奥妙，亦在于此。可以说，一部《辅行诀五脏用药法要》所论的方药组成、立方法则，最根本的问题即是药量问题。它的意义不仅是某一种药物的剂量问题，更重要的是全方中各药味之间的用量比例问题，因为它涉及药物之间的气化作用，是调整人体脏腑气化功能、达到养生除病目标的基本方法。

师弟此书的写作，可以说是他多年来研究、运用《辅行诀五脏用药法要》药物用量问题的结晶。如他在自序中所言："为了使本书更为简洁、透明、直观，我萌生了以图表浅解五脏补泻、方剂药味化生的想法，故依照《神农本草经》气味学说，推演《桐君采药录》五行演化之规律，制成'五味化生图'。这些图画出了药物的气味化生及其与五脏的气化功能相结合的全过程。又依陶弘景汤液经法图，制成五脏各大小补泻汤的'五行化生图'，勾画出了阴阳五行及五味相互变换的内在规则，更好地表现出陶弘景治学思想的深刻内涵。"读者通过这些图表，可以深化对陶弘景学术思想的认识，提高经方组方用药的水平。

古语有之：将升岱岳，非径奚为；欲诣扶桑，无舟莫适。师弟此著正是登岱岳之捷径、达扶桑之轻舟。谨为之序。

岁次庚子桂月廿四日　衣之镖书于续薪斋

自　序

自《辅行诀五脏用药法要》面世以来，在医学界产生了巨大影响。陶弘景借用伊尹、老庄哲学思想，以及"天人合一"的整体观、阴阳五行学说，将中医学逻辑化、数学化，具体到每一味药、每一组方。

该书初学似简，细读则韵味悠长，其深邃的经方理论及巧妙的方药配伍，俨然如现代高科技，法度严谨，精练缜密，丝丝入扣，神妙莫测。书中五脏条文的前四条，先以事理立论，后以体用制方，文法井然。似这样的经典著作，学一遍有一遍的滋味，读一次有一次的新认识。可谓韦编三绝，学不尽意。

编写《〈辅行诀五脏用药法要〉解读》的初衷，是总结个人学习应用《辅行诀五脏用药法要》四十余年的感悟和体会，谈些自己的观点和认识。为了使本书更为简洁、透明、直观，我萌生了以图表浅解五脏补泻、方剂药味化生的想法，故依照《神农本草经》气味学说，推演《桐君采药录》五行演化之规律，制成"五味化生图"。这些图画出了药物的气味化生及其与五脏的气化功能相结合的全过程。又依陶弘景汤液经法图，制成五脏各大小补泻汤的"五行化生图"，勾画出了阴阳五行及五味相互变换的内在规则，更好地表现出陶弘景治学思想的深刻内涵。

本书写完后，我感觉到，能做张大昌先生的学生，能看到《辅行诀五脏用药法要》这部隐潜千年的绝世佳作，又有站在研究《辅行诀五脏用药法要》最前沿的衣之镖师兄领头学习，乃今生之幸。余思不敏，医术尚浅，于师兄大有望尘莫及之叹。然能躬身其中，自得其乐，颇存骥尾千里之愿。拙作虽难登大雅，愿寄抛砖引玉之功。

2022 年 9 月 30 日于序园欲普居　陈志欣

编写说明

《〈辅行诀五脏用药法要〉解读》是本人研读、应用《辅行诀五脏用药法要》一书的总结。在本书编写过程中，对我影响最深的是先师张大昌所著《五脏法要释》，给我启迪最大的是师兄衣之镖撰写的《辅行诀五脏用药法要新校正》（以下简称《新校正》）。

《五脏法要释》中收录的《辅行诀五脏用药法要》原文来源于张大昌先生家藏敦煌孤本，该本后来遗失，全凭张大昌先生博学强记和潜心研究，最终在《五脏法要释》中对这一最接近原貌的版本加以诠释。张大昌先生的诠释精准、全面且最早，也最具权威性。

《新校正》是衣师兄几十年来反复考证、修订，殚精竭虑进行研究的成果。他在书中删除了原文中的赘语、衍文，鉴别了或是或非的疑句，补足了残缺内容，使其更接近于《辅行诀五脏用药法要》的本来面目；最难得的是补全了佚失的金石药方，囊括了《五脏法要释》在内的诸抄本。

《〈辅行诀五脏用药法要〉解读》的大字部分，包括了"原文"和《新校正》对应的条文，即以《五脏法要释》收录的原文作为蓝本，以《新校正》对应的条文作为补充；"解读"部分，以《五脏法要释》为导解，次列《新校正》中的观点，两者互相参证。此外，一并引证了《辅行诀五脏用药法要校注讲疏》《辅行诀五脏用药法要研究》和《辅行诀传人张大昌遗著》等著作。在此基础上，还参考了《黄帝内经》《本草经集注》《名医别录》《伤寒论》《金匮要略》等著作，引经解经，以求言之有据。

一、编写原则

1.因原文由繁体字竖排改为简体字横排，故将表示文字方位的"右""左"径改为"上""下"。

2. 原文中的异体字、古字、俗字径改；中药名用俗字者，径改为现通行用字。

3. 对于原文与《新校正》内容完全相同的条目，将"原文"与"新校正"作为标题并列，下面列出正文，采用黑色宋体字。对于原文与《新校正》内容有少许差异的条目，也将两标题并列，而将原文中有而《新校正》删除的文字用加黑色方括号的形式标示；用红色楷体字加红色方括号表示《新校正》增加的文字，而对《新校正》增加的整段文字，为了美观，则省略方括号；用红色宋体字加红色圆括号表示《新校正》改动的文字。如原文与《新校正》差别较大，难以简明标注，则将原文与《新校正》的标题分列，在各自标题下分别列出原文和《新校正》条文，并将《新校正》中修改或增加的文字用红颜色字体标示。

4. 本书的"卷首图"补入了三皇、四象图腾及北斗星宿。为体现原书原貌，卷首图、汤液经法图不另设图题、图序。

5. 在原题"辅行诀五脏用药法要"下，原有"梁·华阳隐居陶弘景撰"字样，今一并删去，改用"序"作为标题。在正文中，根据正文内容适当添加标题，使全书的结构更加清晰，便于读者阅读。

6. 书中绘制了草木金石的二十五味精品药物表，作为考察方剂组成与用量的依据。

7. 书中补入了金石药方，弥补了诸石散的缺失。五脏小方中，增设了加减法。五救误方中，增加了小方，使之更加完善。

二、相关文献说明

1.《五脏法要释》 此书为先师张大昌先生遗著，收录于《辅行诀传人张大昌遗著》（2019 年 7 月学苑出版社出版，书中基本囊括了先师的全部著作）。

2.《辅行诀五脏用药法要新校正》 此书是《辅行诀五脏用药法要》整订稿的更新版本，收录于《辅行诀五脏用药法要疫疠辨治刍议》（2021 年 3 月学苑出版社出版）一书中。

3.《辅行诀五脏用药法要传承集》 此书收载了《辅行诀五脏用药法要》的传本共 21 个，2008 年 9 月由学苑出版社出版。

4.《辅行诀五脏用药法要研究》 此书于 2009 年 2 月由学苑出版社出版，书中提出了"《辅行诀五脏用药法要》整订稿"和"《辅行诀五脏用药法要》藏经洞本复原校订稿"两个版本的概念。

"《辅行诀五脏用药法要》整订稿"从医理出发，直抵陶弘景创作"辅行诀"一书的精神主旨，是在学理层面上相对精确的一个版本。

"《辅行诀五脏用药法要》藏经洞本复原校订稿"是从文献学角度复原《辅行诀五脏用药法要》藏经洞本的旧貌，保留了疑有残缺的陶弘景原文，以及后世复原、初校、再校的文本。

5.《辅行诀五脏用药法要校注讲疏》 书中既有对《辅行诀五脏用药法要》中文字的校注，也有对其内容的讲疏，2009 年 1 月由学苑出版社出版。

6.《〈辅行诀脏腑用药法要〉药释》 由先师张大昌先生编著，专门阐明陶弘景常用药之药性，特附于本书后。

三、本书专用名词解释

1.体味　即泻味，在生理上指的是脏之体所需味。若本脏器受损，体味不足时，则不能化合其正常量，进而体质受损。故当补给体味，以抑其用味。例如，肝之体味不足，相对功能必定亢进，当给予酸味，则肝之亢奋功能自然受到抑制。

2.用味　即补味，在生理上指的是五脏的功能所需味。用味是使有益于本脏功能的气味来帮助本脏，以增强其功能。例如，肝属木，以疏散为正用。五味之中，辛味性散，若肝之用味不足，则当借辛味之药以益之。

3.化味　五味中，两味药相结合而新生成的味叫化味。例如，肝的用味辛与体味酸，经煎煮，化生一甘味，甘就是化味，亦叫化生味。

4.参化味　参加化合的两个味，叫参化味。例如，肝之用味辛与体味酸化生甘味，则辛和酸各叫参化味。

5.助用味　直接在量上帮助用味产生作用的药味。例如，小泻肝汤加半夏，半夏味辛，直接增加用味干姜之辛，故叫助用味。

6.助化味　直接增加化味的药味。例如，小补肝汤加山药，山药味甘，直接增加化味甘之量，故叫助化味。

7.治文　为"主治文"之省。"主治"与"副治"相对而言。

8.承平　在一脏中，是指"体"和"用"的阴阳关系平衡；在五脏之间，是指五行的互动关系（即生克乘侮关系）平衡，有相互制约又有顺从的意思。

9.客淫　因中外邪而使邪气浸淫流溢。

10.傍位　汤液经法图中的五角处。

11.方制　处方的制度。

12.经制　经方的制度。

13.全局　全体五行（五脏）的局面。

14.单方　仅有一味药的方。

15.纯证　某单纯病的独证。

16.综方　类方的代表方。

17.气化　有两种含义：一是药味相互之间的化生关系，如肝之用味辛与体味酸合化为甘味的变化。二是指五脏各自的功能活动和五脏相互之间的运动变化状态，是人体物质新陈代谢的过程。

四、《辅行诀五脏用药法要》的学术特点

1.开创脏腑辨证之先河　陶弘景将每一脏腑的证候分成虚实两类，立补方与泻方；又依病势之轻重，立大、小两方。他以阴阳、五行各自的特性，阐明了脏腑之间的紧密联系，将严谨周密的经方制方原则贯穿于整个"卷子"（《辅行诀五脏用药法要》原件为敦煌卷子抄本）。这是陶弘景将唯物观和思辩哲学相结合的体现。衣师兄在《辅行诀五脏用药法要新校正》中，以"金木交互""水火既济""升降阴阳""火土一家""水土合德"等相互关联的观点，进一步讲述了五行五脏交互影响的关系。

2.发展了中医气化学说　陶弘景用中医气化学说，将人体的生存常态，以及人与自然的巧妙关系解说得淋漓尽致。在治疗方面，他利用自然界具有不同特性和气味的物质作为药物，将其有机地结合在一起，利用气味的化与不化、生成和互用的内在逻辑制方用药。陶弘景所用的中医气化学说，将人与天地融为一体，使我们懂得了自然和自然药物的属性，填补了过去只有"气化"一词，却无临床实际意义的空白。

3.强调"以养为治"《辅行诀五脏用药法要》治病的关键所在，是五脏调节与承平，养命在先，治病在其中，实现五脏"承平则无病"。陶弘景改变

了有治无养、以克相胜、以毒攻毒的错误观点，纠正了"治病却不救命"的错误操作。

4.提倡"上工治未病"　在汤液经法图中，可以清楚地看到陶弘景"治在未病之先"的观点。他运用五行演变规律，根据生克乘侮，洞察脏腑顺逆，提倡知常达变，"一脏有病，五脏统调"，未病先治，防微杜渐等理念，均属于治未病之思想。不论方子大小，皆从整体和局部着眼，调节五脏之间的互生互长、相互制约关系，使之承平无病。这有力地说明了"脚痛医脚，头痛治头"这种表面修缮、实则治标不治本的治疗方法，不但治不好病，而且实在是姑息养奸，为健康埋下隐患。

目　录

卷首图

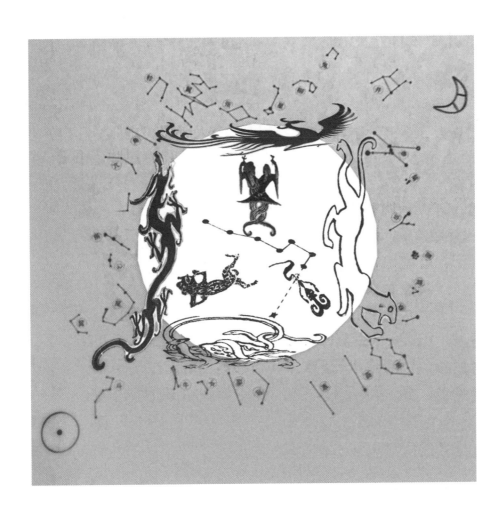

序 ①

【原文】【新校正】

隐居曰：凡学道辈，欲求永年，先需祛疾。或有夙瘤，或患时恙，一依五脏补泻法例，服药数剂，必使脏气平和，乃可进修内视之道。不尔，五精不续，真一难守，不入真景也。服药祛疾，虽系微事，亦初学之要领也。诸凡杂病服药，汗、吐、下后，邪气虽平，精气被夺，致令五脏虚疲，当即据证服补汤数剂以补之。不然，时日久旷，变为损证，则生死转侧耳。谨将五脏虚实证候，悉列于下，庶几识别无误焉。

【校注】

① 序：原题作"辅行诀五脏用药法要"，现据正文内容修改。

【解读】

陶弘景（456—536 年），字通明，南朝齐、梁间丹阳秣陵（今江苏南京）人，当时有"山中宰相"之称。他知识渊博，学习刻苦，诸子百家无所不通，集儒、道、佛、玄等学说为一体，用诸多学问为中医学撰著了许多总结性著作，为人类健康作出了重大贡献。他的医学著作有《集金丹黄白方》《效验方》《本草经集注》《名医别录》《肘后百一方》和《辅行诀五脏用药法要》。这些著作在医学界具有相当的影响力，尤其是《辅行诀五脏用药法要》一书，它是经方的传承之作，为经方的延续起到了承前启后的作用，为研究《伤寒论》《汤液经法》提供了重要信息和依据。

道教文化博大精深，是中国传统文化中的一座宝库。读陶弘景书，无不与道教有关。道教与中医学的关系源远流长，古有"十道九医""医道一家"之说。东晋的葛洪就说过："古之初为道者，莫不兼修医术，以救近祸焉。"（《抱朴子·内篇》）医与道的共同思想基础，即是阴阳与五行理论。《素问·阴阳应象大论》云："阴阳者，天地之道也，万物之纲纪，变化之父母，生杀之本始，神明之府也。"阴阳既是万物生成的基础物质，也是中医学遵循的基本理论。《周易·系辞上》曰："在天成象，在地成形，变化见矣。"《道德经》曰："道生一，一生二，二生三，三生万物。"万物生，归类为五，则有五行。五行的生克乘侮与阴阳互化学说，正是生生不息的神秘大自然的写照。人的生老病死与其紧密相关。

凡学道者，其初衷大都在成仙养身。当然道派不一样，学习的道术也就各有异同。有的以学问、医术、治病救人为目的；有的以学习导引、调息、内丹、房中之术等养生技能为主；还有一种学习符占、签咒、斋、禁之术，以奇为主。陶弘景之道，当属前者。他在序中写道："凡学道辈，欲求永年，先需祛疾。或有夙痼，或患时羔，一依五脏补泻法例，服药数剂，必使脏气平和，乃可进修内视之道。"他告诉后学，应以五脏补泻之方，调补五脏平和，则邪祛病已，方能健身修道，故"服药祛疾，虽系微事，亦初学之要领也"。在陶弘景看来，医虽小技，但能掌握患者性命，若学深术精，则能使患者转危为安，救人于水火之中，否则令人殒命于顷刻。

陶弘景的养生思想在于顺应阴阳，准五行，校偏倚，使身体趋向自然，脏腑平和为安，恢复健康乃其宗旨。

《文子·九守》曰："气者，生之元也。"气统阴阳，阴阳互化，生天地万物。《辅行诀五脏用药法要》一书以"气"统领全篇。人身是一小天地，生于自然，长于自然，故随气生而生，随气变而变。治疗则是借五味之气的变化，适脏性，调脏象，正偏倾。

辨肝脏病证文并方

【原文】【新校正】

肝虚则恐，实则怒。

【解读】

先师张大昌在《五脏法要释》中引《黄帝内经》文以为对照，于本条下注云："引文见《灵枢·本神》。经文义以诸脏气虚，则所胜者反来侮之。肝虚则脾来侮。'恐'字应是'忧'字之讹。肝为将军之官，气并而实则怒；虚则失于管制之力，故脾来侮之而忧也。"

《灵枢·本神》云："肝藏血，血舍魂，肝气虚则恐，实则怒。"肝虚血气不足，则脾土相侮，脾主思，思虑太过，伤神则病"忧"。《素问·宣明五气》云："胆为怒。"故实则属胆，胆属腑；虚则属肝，肝属脏。由于肝胆的脏腑表里关系，正文中虽未言"腑"字，然已暗含其义。本条乃肝病之主治文，"肝虚则忧，实则怒"可解为"肝虚，脾来侮则忧，胆实则怒"。

【原文】【新校正】

肝病者，必两胁下痛，痛引少腹 [，令人善怒]。虚则目䀮䀮^①无所见，耳有所闻，心澹澹然，如人将捕之。气逆则耳聋，颊肿，治之取厥阴、少阳血者。

【校注】

① 眈（huāng）眈:《中医古籍用字研究》认为，"眈眈应本于'茫茫'"，"茫茫"有模糊不清之意。从目视者一方言之，正是"目不明也"。

【解读】

《五脏法要释》云:"引文见《素问·脏气法时论》。'胁下痛'句，无'痛'字……'耳有所闻'句，作'耳无所闻'，并有'善恐'二字。'将捕之'句下，直接'取其经厥阴、少阳血者'下，始接'气逆'句。结尾有'取血者'三字。此陶氏抉要之文也。"

足厥阴肝经自足向上，绕阴器，抵少腹，上贯肝、膈，布胁肋。故肝实则胁下痛，胁下即是肋，"痛引少腹，令人善怒"。"肝主血、藏魂"，肝血不足，神虚不守则七窍失聪。神扰于心，则心悸、恐惧，魂不守舍。精不足，则目不明，妄听妄见。

足少阳胆经走耳中，其支脉走颊络耳。肝胆相表里，肝气上逆，火邪炎上，导致耳聋、颊肿，治当肝胆经放血，以泻其有余。

【原文】【新校正】

邪在肝，则两胁中①痛。中寒②，恶血在内，则胻善瘈③，节时肿。取之行间以引胁下，补三里以温胃中，取耳间青脉以去其瘈。

【校注】

① 中:当为"下"字之误。胁下与肋相连，右肋为肝之外廓，"肝在右而行于左"，两胁下都是肝反射部位，故"胁中"当作"胁下"。肝有病，两肋区痛。

② 中寒:《灵枢·五邪》作"寒中"。

③ 则胻善瘈:《灵枢·五邪》作"行善瘈节"。"胻"读 héng。行、胻不同音，也不同义。胻指小腿前，肝经所过处。"瘈"读 chì。"瘛"音 chè，指小腿痉挛。瘈、瘛虽不同音，其义相同。（见《中医古籍用字研究》）

【解读】

肝属木,主筋,木曰曲直,喜疏泄条达。中寒或恶血在内,则筋脉不舒,四肢拘挛,关节肿痛。行间在足大趾与二趾间,为足厥阴肝经之荥穴,主治肝胆之病。足三里为足阳明胃经之合穴,补三里可温脾胃,属于见肝治脾法。耳间青脉放血以泻其实,痉挛自止。

【原文】【新校正】

陶云:肝德在散,故经云:以辛补之,酸泻之。肝苦急,急食甘以缓之 [,适其性而衰之也]。

【解读】

《五脏法要释》云:"肝脏属木,以舒散为正用。五味之中,辛味性散,若肝用不足,则当借辛味之药以补助之。酸味主收,与辛散为反对味,若动用之势太过,则以酸味收而对治。此段明示肝脏用药之定规。下句'肝苦急,急食甘以缓之',上'急'字作'迫'讲,下'急'字作'快'字讲。此言肝之用势太甚,则必兼用甘味之药,盖甘味有和缓之力也,为方剂中之巧使耳。"

德,《中华大字典》中注云:"事得以成,物得以和,谓之德也。"万物以适其性为顺,以和为衡。肝之德,肝之本能也。《素问·五常政大论》云:"敷和之纪,木德周行,阳舒阴布,五化宣平,其气端,其性随,其用曲直,其化生荣,其类草木。"肝性喜散,故补之以辛,收之以酸,体用承平,肝脏功能自然恢复正常。

肝在东方,属木,"以舒散为正用"。辛主散,肝用不足,当补之以辛,适肝性以益之;肝体属酸,若体质受损,则体味不足,当加之以酸,以抑肝功之过。肝之本性太过或不足,超越了肝脏本能的极限,所出现的症状,即是苦急之病证。治疗首先以酸、辛之味,或泻或补,以承平脏体;苦急之病势,则以体用之化味"甘"以缓之,适肝性而衰之。这正是陶弘景集养生、治病于一体的思想精华之所在。

【原文】【新校正】

小泻肝汤

治肝实病，两胁下痛，痛引少腹，迫急﹝干呕者﹞方。

芍药　枳实（熬）　生姜（切）各三两

上三味，以清浆水三升，煮取一升，顿服之。不瘥，即重作﹝服之﹞。

呕吐者，加半夏二两（洗）；心中悸者，加甘草二两（炙）；下利赤白者，加黄芩二两；咳者，加五味子二两；小便不利者，加茯苓二两。

小泻肝散

硫黄　白矾　伏龙肝各三两

【解读】

《五脏法要释》云："此书凡小汤皆三味，两正味，一反味。如此汤，二正皆酸，一反味辛。而酸为正治者，殆即经云'泻肝以酸'。酸性收，收可制散。散者，肝之功力太过，不与肝体相协调，因而致病。泻之以酸，使其承平而已，然非抑肝用致绝，故仍存反味之辛，以防过枉。况辛酸化甘，存成甘以缓之义。煮药以清浆，浆本谷醇而成，甘酸益阴，实方外之良佐也。

"夫五脏之体用也，承平则无疾，偏倾则成病。所谓治法者，过则减之，欠则增之，调其偏倚，令就承平，此即补、泻之定义。然泻必有余，法当用抑，其数少；补治不足，法当用益，其数多。夫有余而往，不足随之；不足而往，有余随之。虚虚实实，其机甚微。方之制，岂易言哉。"

陶弘景的治疗原则在于顺应五脏之"德"，依本脏之喜恶，调五味以治之。小泻肝汤用两酸一辛。酸泻肝，在金为用，金盛以制木；在心乃化味，心静不扰其母，其治在于使五脏平衡。一辛，在本方中是一用味，也是一参化味，与酸化生成甘味。甘乃本脏苦急所畏之味，适其性以衰之。甘乃土用、水体，泻水虚其母，补土防木来克，治标救急，以缓其病势。

小泻肝汤中，辛散药与酸收药同用，意味着补中有泻，泻中有补。"补"

是本方中之辛味,辛益肝;辛为木所克者土之"体",泻土防其反克。酸在"泻方"中抑肝体,在克我者肺金之脏为"用",补金以制木。治一脏而调五脏,辛味、酸味调节肝脏阴阳之不平衡,化味治本脏不平所表现出的"苦急"之症状。陶弘景的制方思想,在于"调其偏倚,令就承平"。这里的"补"不仅是填塞和补给,"泻"也不仅是增加代谢和驱逐。

"体"和"用"是我国古代医学中的术语。五脏各有喜恶,各有"体""用"。"体"在生理上指的是五脏的有机体,属脏,属阴,在药属味;从病理上看,本条中,肝脏发生了肝体的变化,治当以酸味收之。酸即是体,体即是泻,泻即是"抑",抑强制亢。"用"在生理上指的是五脏的功能,属阳,在药属气;在病理上,是指脏腑功能失去了正常秩序,发生了紊乱。治当以用味,用即是补,补即是益,调其偏倚,益之以气。

《〈辅行诀脏腑用药法要〉药释》(以下简称《药释》)云:芍药"味酸涩。主邪气腹疼,除血痹、益阴气";枳实"味酸芳苦。利五脏,除胸胁痰癖,破结消胀痞逆气"。芍药泻肝走血,枳实泻肝走气,两药共用,使肝脏阴阳平衡,肝之功能得以恢复,血活气通而病自愈。

根据病势的偏倚、大小,时间、地域等的改变,小泻肝汤中体、用所需之味可有所加减,但加减的原则不能改变。

诸汤之散方,在整理《辅行诀五脏用药法要》时发现残缺严重,佚失殆尽,同时也少有人关心和研究。这主要是因为散方由硫黄、白矾等具有一定毒性的石药所组成,药理难明。今天能再现,是衣之镖师兄努力之结果。虽其方已出,但无服用法,其中深奥义理还是难明。恐唯有如陶弘景这般炼过丹药的人,才能知其内涵。这要待有识之士去努力探讨了。

加减法

呕吐者,加半夏二两(洗):半夏治呕吐,味辛,在本方中属于助用味。

心中悸者,加甘草二两(炙):心中悸者,是因病势加重。甘乃本方之化味,炙甘草直接加大化味,与方制不符。小泻肝汤原文无加减法,由两酸一辛药组方,加炙甘草二两,乃本方之化生味。小补汤之方制,是将小泻汤颠倒体、用之用量,再加化味,成四味正方之数。小泻肝汤本三味组方,今加甘味,岂不也成四味,与小补肝汤相混了吗?所以小泻肝汤中加炙甘草,与方制不符。

下利赤白者，加黄芩二两：黄芩味苦。苦，乃肾用、心体，以补肾泻心。下利者，脏气传腑，黄芩主之。

咳者，加五味子二两：五味子酸，增加肝之体味，收其过散，以止咳。

小便不利者，加茯苓二两：茯苓者，味淡而不甘，淡不在五味之中，不参与气化生成，故虽茯苓剂量增加，但不乱方制，利尿安神，以平肝胆。

小泻肝汤五味化生图解

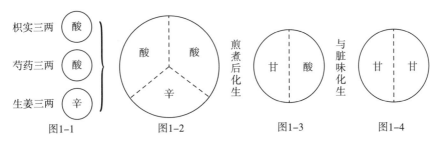

图1　小泻肝汤五味化生图

五味化生图，是笔者在《神农本草经》药味论述的启发下，引《汤液经法》法度，表达陶弘景用药的指导思想，使其了然于图中。

小泻肝汤由枳实、芍药两个酸味药，生姜一个辛味药组方（图1-1、图1-2）。经过煎煮，一酸与一辛化生成一甘味，形成一酸一甘（图1-3）。酸、甘不相合化，服之入脏，酸与肝脏之用味辛又化生甘味，这时候五脏体用承平，生成甘味，共缓肝之苦急（图1-4）。

肝之苦急，乃肝的体、用不平衡后所出现的证候，即是原文中所说的"两胁下痛，痛引少腹迫急"。

五脏中的每一脏都是一个阴阳的平衡体，阴缺多少，则阳相对升高多少。如肝酸不足，必会出现辛味的相对增多。药之酸味可使脏体与脏用相承平，纠正辛散之太过。如同今之葡萄糖与热能，葡萄糖是体，热能是用，有多少葡萄糖就有多少卡热能。体用成比，自然"承平"。

衣之镖认为，气化，在不同的学术领域有不同的含义。在中国古代哲学中，气化是气的运动变化，即阴阳五行之气的变化。在《辅行诀五脏用药法要》中，是指五脏之气的阴阳体用气交变化形式。有两种含义：

1.气化指五脏的五个体用之气的交互变化。如肝之用味辛与体味酸合化为甘味的变化。

2.气化泛指人体五行中金、木为一对阴阳，水、火为一对阴阳，中焦上、下为一对阴阳的气交运动变化的状态和形式。

气化是五脏各自的功用活动和相互之间运动变化状态，是各脏物质新陈代谢、质体与能量转化的过程，是人体五脏之间相互促进和制约、承抑生扶、维持生机的根源。

本书之五味化生图，是指五脏体用气味的交互变化状态和形式，非仅指药物之气味的寒热温凉。五味之气，如辛气、酸气，属于中医哲学的范畴，体现了中医的科学性。

清代王夫之在《尚书引义·太甲二》中说："气化者，化生也。""气化"是古老的哲学术语，指阴阳之气的变化使整个大自然斑斓多彩，万物生生不息，化生出大千世界。"气"在人体主宰气血的运行、变化、生成及代谢。大地气化则生成万物，每一种不同物体，有着不同特性、不同气味。人是自然界的一分子，利用这些自然生物的特有属性，以适应人之脏性，改变人在生长过程中形成的阴阳偏倾，这就是五谷养命、药物治病的硬道理。那么阴阳之气在人体中形成的"道"，即是一道道的平行螺旋链，就是生命延续的模式。

我们只有真正了解大自然的变化规律，掌握了人与自然之间的关系，才能真正懂得什么叫养生，什么叫治病。

小泻肝汤五行化生图解

陶弘景将"气"看成是整体"一"，分成两等份，即"阴""阳"。他又将五脏纳入五行而形成"汤液经法图"（图见后章）。通过把阴阳五行合说，将五脏间的神秘关系表现在图中，犹如一幅山水画卷，有幽谷，有高山，玄机尽在其中。

图2中实线所圈，是方剂中所应用的药味；双实线重叠，代表两个味；虚线所圈，是方剂中药味在五行化生图中的辐射位置。诸脏准此。

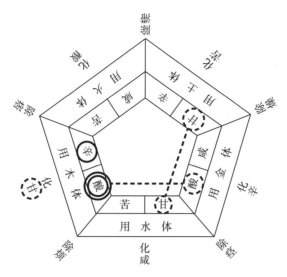

图2 小泻肝汤五行化生图

　　小泻肝汤两酸一辛，辛与一酸化生一甘，甘适肝性，以缓其急。甘在土为用，补脾以防木相乘，意在治未病；甘在水为体，《难经》云"母能令子虚"，肾为肝之母，泻母以虚其子。酸在金为用，金盛以制木；酸乃心之化味，子平则母不受扰。

【原文】【新校正】

大泻肝汤

治头痛，目赤，时多恚怒，胁下支满而痛，痛连少腹，迫急无奈者方。

芍药　枳实（熬）　干姜（切）各〔一〕（三）两　黄芩　大黄各〔二〕（一）两　〔炙〕甘草〔三〕（一）两

上六味，以水五升，煮取二升，温分再服。

大泻肝散

硫黄　白矾　伏龙肝各三两　石膏　代赭石　禹粮石各一两

【解读】

《五脏法要释》云："此书凡大泻汤皆作六味，是以原小泻汤添加使品而组成者。盖小汤之病轻，但具反正，自成佐使，如陶弘景后图[1]辛酸化甘是也。至如大泻汤证，则增病焉，内脏机能已渐衰疲，若依小汤之制，自致佐化或不能成。此汤添入甘草，以成品为承调以就其使。黄芩、大黄二味，本泻心（心包）汤之药，曷以泻子加之？盖木能生火，火木相滋，不予泻之，则肝木将有灰烬之祸。况头痛、目赤，其兆已露，不先治，则噬脐不及矣。此书大汤之制，皆同此理。"

小泻肝汤中三味药各三两，加子脏之小泻心（心包）汤的两味监使药，量仅是小泻肝汤的三分之一，以泻肝为主，泻心（心包）为辅，以治续发之病。大泻肝汤证，因病情加重，殃及子脏，恐小泻肝汤不能胜任，加小泻心（心包）汤以虚其子。大泻肝汤较小泻肝汤多两证：头痛目赤，时多恚怒。此系心火过盛之候，"火盛则焚木"，故加小泻心（心包）汤，以泻心火。另加甘草，可陡增"甘"味，因大泻肝汤之本脏用味不足，故直接加化味，缓肝之苦急。另则甘乃土之用味，培土防其相乘，以治未病。

五行因生克关系而互相消长，乃生生不息的自然规律，也是五脏的正常生理现象。任何一脏过盛或不及所形成的乘侮现象，即是病理改变，所以陶弘景之治，在于"校其偏倚，令就承平"。

大泻肝汤五味化生图解

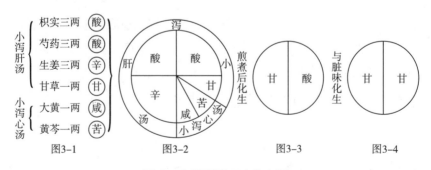

图3-1　　　　　图3-2　　　　　图3-3　　　　　图3-4

图3　大泻肝汤五味化生图

---

[1] 陶弘景后图：指后面的"汤液经法图"。

　　大泻肝汤由小泻肝汤加助化味甘草，再加小泻心（心包）汤的监使之药大黄、黄芩，两酸一辛一甘一咸一苦六味而成方（图3-1、图3-2）。经过煎煮，辛酸化甘，苦咸化酸（图3-3）。服之入脏，酸与肝之用味辛化生成两甘（图3-4），甘缓其急，五脏承平。

大泻肝汤五行化生图解

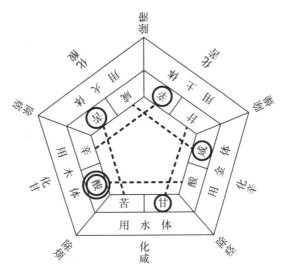

图4　大泻肝汤五行化生图

　　图4中，大泻肝汤从木行体味开始，右旋阴退，以次排列。木之体味酸，水之体味甘，金之体味咸，土之体味辛，火之体味苦，共六味而成方。其中重叠木的体味，成两个酸，多一酸以突出泻，酸乃克我者之用味，补金制木；酸乃子之化味，收心之苦缓，子平则不索于母。甘，水体土用。咸，金体火用。辛，土体木用。苦，火体水用。黄芩、大黄、甘草均是小泻肝汤的三分之一量，其义在于辅治诸脏，五脏共调，阴平阳秘，使人体成为一坚固堡垒。

【原文】【新校正】

小补肝汤

治心中恐疑［不安］，时多恶梦，气上冲心，越汗出，头目眩晕者方。

桂枝　干姜　五味子各三两　［大枣十二枚（去核）］（薯蓣一两）

上四味，以水八升，煮取三升，温服一升，日三服。

心中悸者，加桂枝［一］两半；冲气盛者，加五味子一两半；头苦眩者，加术一两半；干呕者，去［大枣］（薯蓣），加生姜一两半；中满者，去［大枣］（薯蓣）；心中如饥者，还用［枣］（薯蓣）；［少气乏力而目眩者，加薯蓣一两半；胁下坚急者，加牡蛎三两；］咳逆，头苦痛者，加细辛一两半；四肢冷，小便难者，加附子（炮）一枚。

小补肝散

琅玕　雄黄　曾青各三两　云母一两

【解读】

《五脏法要释》云："此小补汤凡四味，桂、姜二辛为正治，一酸之五味子为反佐。如陶氏汤液经法图，辛酸化甘以承之者用补法，以益为制，故补药多于泻。虚为正气不足，虽云责固在用，而体恐亦随之虚，故亦不能废去酸品。又加薯蓣者，谓五脏各有所常性，肝为将军之官，动每辄甚，薯蓣之甘缓，宁非为顾常而设哉？是以此书虽补汤中，亦每存在使承者，为原本法度也。"在《五脏法要释》中，"大枣十二枚"下有括号，用小字标注"一作薯蓣，当从"。《新校正》直接修改为薯蓣一两。两药同是甘味，药变而味不变。

《灵枢·灵兰秘典论》云："肝者，将军之官，谋虑出焉；胆者，中正之官，决断出焉。"故肝虚则生恐疑，气不周行则生冲逆。桂枝、干姜两辛补肝，降冲逆，为正治法；薯蓣乃脾之菜，味甘为土中木，是一助化味；五味子味酸，为参化味，辛酸化生成甘味，如《校注讲疏》云："方中之五味子，虽其性亦温亦辛，但其性不在于升散而在于敛降，可强阴济阳以涵肝木。"又云："用不足则化机衰，虽体用承平而动力不足，故应承以本脏之化味，以启体用交互之力。"每脏所化之味，兼有补味与泻味的中和之气。甘味中必兼有父母（辛、酸）之气，所以化生之味多柔，不同于纯甘腻之滋补。化味性柔以适脏性，可缓本脏之急。本汤中增加山药，恐小补肝汤之化味不足。

加减法

心中悸者，加桂一两半：心悸乃阳虚动阴。桂枝为木中木，乃本汤之君药，增加桂枝原量的二分之一，大大增强了小补肝汤平冲降逆之作用。与《伤寒论》桂枝加桂汤治奔豚同理。

冲气盛者，加五味子一两半：增加大量酸味，实际是削弱了辛味，多了二分之一量的化味"甘"。因为辛和酸都是参化味，故甘可代辛酸，甘为水体土用。

头苦眩者，加术一两半：《名医别录》记载术"味甘"，加术则倍甘，助薯蓣健脾燥湿，利水消饮，治眩晕。

干呕者，去薯蓣，加生姜一两半：呕家不喜甘，故去薯蓣，加生姜止呕，以辛代甘法。

中满者，去薯蓣；心中如饥者，还用薯蓣：甘则易生满，所以中满者去薯蓣；饥饿空虚，还食甘，甘缓气下之急，此是对证加减法。

胁下坚急者，加牡蛎三两：本方加牡蛎，疑是因牡蛎味咸、降气、软坚。

咳逆，头苦痛者，加细辛一两半：细辛，味辛辣，《神农本草经》谓其"主咳逆，头痛，脑动，百节拘挛，风湿痹痛"，止咳止痛之功显著。

四肢冷，小便难者，加附子（炮）一枚：《药释》谓附子："味辛烈。温中暖下元，通身关节，除阴逆厥冷。"

小补肝汤五味化生图解

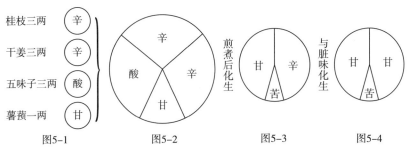

图 5　小补肝汤五味化生图

小补肝汤乃两辛一酸一甘（见图 5-1、图 5-2），煎煮后，辛酸化甘，辛与甘化生成苦味（见图5-3）。服之入脏，辛与脏之酸化生甘味，形成甘与苦（见图5-4）。甘缓肝之苦急，方义不变。苦，水之用而火之体，补母泻子，母子自不相扰，肝脏承平。

衣之镖师兄按："甘不参与合化，因补肝之衰微，故直补其甘，所以辛甘不能相化，而成两甘。"如此讲来，两辛一酸一甘同锅相煎，辛甘为何不能相合化？即使化成小苦，以调五脏之平衡，使本脏自盛而病愈，也无不通之理。实际上是多一化机，而平息了母子之扰。另外，这也是补汤与泻汤的不同之处。

通过肝脏条可以看出，补泻两汤，机制相同，皆酸泻，辛补，甘缓。泻汤为酸多辛一倍，补汤为辛多酸一倍，同味而不同药。小补肝汤中直接加化味甘，目的在于作佐使。

补则重用，泻则重体，治有侧重，巧妙之至。

小补肝汤五行化生图解

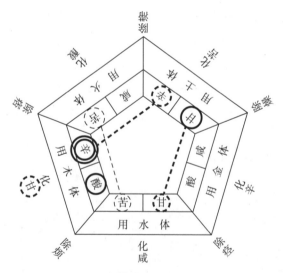

图6　小补肝汤五行化生图

小补肝汤由两辛一酸一甘成汤。二辛为补，辛在我克者为体味，在克我者为化味；一酸为参化味，辛酸化生成甘味；佐薯蓣之甘味，为助化味。甘，益土抑水。本汤较小泻肝汤多化出十分之一的苦味，苦在本汤中补母泻子，使前后相和谐，在本图中用细虚线表示。

就五行关系而论，小泻肝汤，酸主泻肝补金，甘主补土泻肾，水受抑则火自旺，子能令母实。小补肝汤，对脾土补泻兼用，在于调节我克者之脏；泻肾以壮心火，火盛则金自平，金平则木自旺，为《金匮要略》治未病之理。小泻肝汤证乃实证，直接化生化味；小补肝汤证乃虚证，化味不足，间接相助。

【原文】【新校正】

大补肝汤

治肝气虚，其人恐惧不安，气自少腹上冲咽，呃声不止，头目苦眩，不能坐起，汗出心悸，干呕不能食，脉弱而结者方。

治凤曾跌扑，内有瘀血，或缘久劳，精气衰少，倦怠无力，常自惊恐，眠息不安，头目眩晕，时多呕吐，此名痹厥者方[1]。

桂枝　干姜　五味子　牡丹皮各三两　旋覆花　竹叶各一两　[大枣十二枚]（薯蓣一两）

上七味，以水一斗，煮取四升，温服一升，日三夜一服。

大补肝散

琅玕　雄黄　曾青　凝水石各三两　云母　硝石　白垩土各一两

【解读】

大补肝汤乃小补肝汤加牡丹皮、旋覆花、竹叶三味以小补其心，如《五脏法要释》说："肝木虚极，必累及所生之心火，先为之筹，以防未萌，子盛无索于母，肝脏庶得安养。"这属于补子实母，心肝同调法。旋覆花、薯蓣各一两，用量为小补心（心包）汤的三分之一，方小量轻，意不在治病而在调五脏之承平也。竹叶味苦，补肾以泻心。

就方义而论，《校注讲疏》云："大补肝汤证，系肝虚殃及心虚，故其用

---

[1] 本段楷体小字是《新校正》补入的《辅行诀五脏用药法要》藏经洞本的文本，下同。

药，在小补肝汤中增入补心（心包）小汤。虽病已涉心，其病仍重在肝，而心火生化之机未伤，故又舍去小补心（心包）汤之化味药（豉）。"小补肝汤之方义不变，佐以小补心（心包）汤而去化味，意在承平心之体用而已。小补心（心包）汤中的二咸一苦，咸乃金体火用，苦能补母抑子，方义明了。肝不平必殃及子脏，汤名谓之"大"，即是提示母病及子，涉及他脏。小方单纯，势弱。

大补肝汤五味化生图解

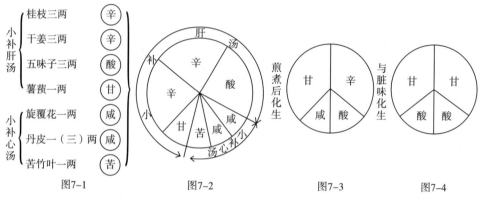

图7-1　　　　　　图7-2　　　　　　图7-3　　　　　　图7-4

图7　大补肝汤五味化生图

大补肝汤共七味药（见图7-1），由小补肝汤的两辛一酸一甘，小补心（心包）汤中的两咸一苦组方。《五脏法要释》中前三味各为三两，原方无牡丹皮，虽《新校正》补入牡丹皮三两，但是不符合《辅行诀五脏用药法要》方制，故将牡丹皮按一两计算（见图7-2）。经煎煮，辛酸化甘，咸苦化酸（见图7-3）。入脏后，辛与肝脏之酸化成甘（见图7-4），咸与心之体味苦化酸。大量甘味缓肝之苦急，酸味则甘酸不化而除逆。

衣之镖师兄在修改此稿时注云："此大补肝汤中之小补肝汤，两辛味与体内固有之酸和方中所用之酸，化生两甘，加上所用之化味甘，共三个甘。所加小补心（心包）汤中三味，两咸之一与苦味化为酸，另一咸与体内固有之苦化为酸，共生成二酸。全方总的气化量是化生出了二甘二酸。由于小补心（心包）汤药入大补肝汤中化味量少，为他药的三分之一，所以其最后化生量的计算，甘药量应不足二，酸味量不足二。就甘酸为不合化者有药性并行作用、合化有养生作用而论，则此甘酸并行，可以除逆。分析此大补肝汤证之病机，如气上冲、呃、眩晕、呕等，莫不与气逆相关，有力地证实了大补肝汤的治疗与养生功能。"

大补肝汤五行化生图解

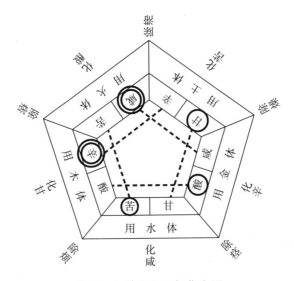

图8 大补肝汤五行化生图

大补肝汤，从本脏用味开始，选取子脏用味递进，左旋七味，成两辛两咸一甘一酸一苦。两辛直补其脏，两咸益火制金，金受抑，木自旺。甘，培土泻水。酸，补金以泻木。苦，水用火体。"一脏有病，五脏不安"，辛甘酸苦佐心君安其脏，故各脏自安。

大、小方皆按五行理论，以药物气味及气味化生相结合以成方，调节五脏以顺应正常的生理规律。泻方之义不在泻而在抑，抑其过亢；补方之义不在补而在益，益其不足。

辨心脏病证文并方

【原文】【新校正】

心虚则悲不已，实则笑不休。

【解读】

《五脏法要释》云："引文见《灵枢·本神》。悲为肺金之气，心火虚则肺反来侮，故悲不已也。气并则心实，而为之笑不休。"

《类经·藏象类》云："……意志、思虑之类皆神也。"《灵枢·九针论》云："心藏神，肺藏魄。"心气虚由肺气肃降失调或肺气过盛，金侮火，心受刑，则心虚生悲。

《诸病源候论·五脏六腑病诸候》云："心气盛，为神有余……喜笑不息，是心气之实也。"气并，指心气过实，实则善笑不休。

【原文】【新校正】

心病者，必胸内痛，肋下支满，膺背肩胛间痛，两臂内痛。虚则胸腹胁下与腰相引而痛。取其经手少阴、太阳及舌下血者，其变刺郄①中血者。

【校注】

① 郄：《词源》："周邑名。"《词源》："郄穴：针灸指体内气血聚会于某些穴隙处的重要穴位。"显然"郄"当是"郄"。

【解读】

《五脏法要释》注："引文见《素问·脏气法时论》。'心病者，必胸内痛'之'内'，作'中'字。'胁支满'下，《针灸甲乙经》有'两胠下痛'四字。胸中是心体所处之位，胁是心与小肠两经相衔之处，腰背为小肠映射之地，膺背肩胛是小肠经络所过也，脏腑相关如此。"

《素问·气交变大论》云："甚则胸中痛，胁支满，胁痛，膺背肩胛间痛，两臂内痛。""胁"乃胸之侧，心与小肠相络之处。心有病，必累及胁。"胠"，肝胆之处。所以"胠下支满"的"胠"字，当是"胁"字。

心少阴脉之支别者，循胸出胁；少阴脉之直行者，走胠上胸，出腋下，走两臂。又小肠太阳之脉，自臂臑，上绕肩胛，交肩上。故胸、胁、膺背、肩胛间、两臂内侧是心脏产生病变所反应的区域。

"支满"，支撑胀满，使气血上而不能下，与今之心脏供血不足之心绞痛症状相近。

手少阴心经与手太阳小肠经"从心系，上夹咽"，故心有病当取之；心开窍于舌，故可舌下放血；郄中，应为郗中，即足太阳膀胱经之委中穴也，此穴在腘窝横纹中间。

【原文】【新校正】

邪在心，则病心中痛，善悲，时眩仆，视其［有余］不足而调［之］（其输也）。

【解读】

上条曰"心病者"云云，指心脏自生病后所出现之病证；本条"邪在心"，指客邪犯心，或是邪留在心所出现之症状。

《灵枢·五邪》作"则病心痛，喜悲""视有余不足而调之其输也"。本条后半句应该是传抄之误，应有"余"字，指的是虚、实皆可调其输；无此字，则是唯有虚证可调其输，其意不同。

邪在心，病胸中痛，治疗当辨虚实，泻有余，补不足，调经输，放血以治之。

【原文】【新校正】

经云：诸邪在心者，皆心包代受。［证故］（故证）如是。

【解读】

《校注讲疏》云："本条'邪在心'之'心'，当为心包络之谓。"

《灵枢·邪客》云："少阴，心脉也。心者，五脏六腑之大主也，精神之所舍也，其脏坚固，邪弗能容也，容之则心伤，心伤则神去，神去则死矣。故诸邪之在于心者，皆在于心之包络。""邪"指一切致病因素。心包，心之外围保护层，有邪来犯，心包首先代受之。

《素问·灵兰秘典论》有"愿闻十二脏之相使，贵贱何如？"张介宾在《类经·脏象类》中说："六脏六腑，成十二。分言之，则阳为腑，阴为脏；合言之，则皆可称脏。"其中有膻中，但无心包。张介宾在"膻中"条下又云："按十二经表里，有心包络而无膻中。心包之位正居膈上，为心之护卫。"《灵枢·胀论》曰："膻中者，心主之宫城也。"正合心包乃心脏臣使之义。陶弘景之作，诸脏皆一篇，唯心脏有两篇，以成六脏，以合经义也。

【原文】【新校正】

陶云：心德在软。故经云：以咸补之，苦泻之。心苦缓，急食酸以收之。

【解读】

《五脏法要释》云："引文亦采《素问·脏气法时论》。心者，神明之官，以脉为体；其用也，运行血液以润养全身，故云'心德在软'。若其功用不足者，咸能软坚之药以辅助之。如用太过，或累及心体，则自应与苦味之药以抑其用，故云'泻之'。若过软，渐而为缓，急与酸味佐而收之，以倍坚之功力也。"

心喜软乃其特性。脉乃心体，血脉柔软。心之用，平静畅和，血液能正常灌输全身，营养五脏，神明即生。

咸能软心体以润脉，心喜之，故益之以咸。苦能泻实，过则为坚，心恶之，故抑之以苦。心过缓，咸苦化酸以收之，酸适心性，收散之太过。

不及、太过皆是病，陶弘景之治疗，在于适心性以调之。

【原文】

小泻心汤

治心中急痛，胁下支满，气逆攻注膺背肩胛间，不可饮食，饮食则反笃者方。

龙胆草　栀子（打）三两　戎盐（烧赤，如杏子大）三枚

上三味，以酢三升，煮取一升，顿服之。少顷，得吐利则瘥。

【新校正】

小泻心汤

治心中卒急痛，肋下支满，气逆攻膺背肩胛间，不可饮食，食则反笃者方。

通草　淡豆豉　升麻各三两

上三味，以水三升，煮取一升，顿服。少顷，得吐瘥，不吐亦得。

【解读】

此条在"中研本"[1]作："小泻心汤，治心中卒急痛，胁下支满，气逆攻膺背肩胛间，不可饮食，饮食反笃者方。"故"肋下支满"当作"胁下支满"。

《校注讲疏》云："其症状'心中卒急痛'，既表达了病位，又说明了病的特点。其病位'心中'，当指心所在的'胸脘'中。卒急痛是突然发病，表明病情紧急，痛的性质急迫和病人有焦躁的情绪。"本方证乃今之心绞痛、心肌

---

[1] 中研本，即《辅行诀脏腑用药法要》中国中医研究院打印本，是先师张大昌在 1975 年邮寄到中医研究院（现名中国中医科学院）的版本。

梗死等真心痛之属，病情紧急，治疗刻不容缓。

通草、升麻味苦，淡豆豉味咸。两苦合心之体味，一咸合心之用味，咸苦化酸。

"中研本"为用酢煎，但直接增加酸味，有失方制，恐非陶弘景之原意，疑与大方混淆，故衣师兄直接将其改掉。再说酸、咸、苦三味过重，难以下咽，余于《辅行诀五脏用药法要临证指南医案》本条下已谈及服药之临床感受，故"酢"字当有误。

"心中卒急痛，胁下支满"为病在心。心中本无物可吐，但有噫气。《素问·宣明五气》曰："心为噫。"噫气是指心中虚烦之气，不是食噫之气。《伤寒论》"栀子豉汤"条云"发汗、吐、下后，虚烦不得眠"，是指使用汗、吐、下三法后，热邪内陷入脏，郁里而致烦，重则出现憋闷窒息，胸膺疼痛，气噫。治以小泻心汤。小泻心汤为吐剂，吐烦利气，气利、血通则病愈。通草、升麻味苦以泻心，淡豆豉味咸以补心，苦咸化酸以适心性，收其过散。

本条讲的是治疗心脏之疾的方制和用药。关于方中的通草，《本草经集注》有云："味辛、甘、平。"这显然与两苦一咸的小泻心汤的气味不相符合。《本经疏证》将木通附于"通草"条下作解释，但是并未说明通草就是木通。《本草经考注》"木通"条曰："绕树藤生，汁白，茎有细孔……"又云："燕覆子实名桴楼子，茎名木通，野生。"根据《易混淆中药品种辨析与临床应用》考证，木通、通草本不是一个科属，并且种类繁多。通草究属何药，有待进一步考证，不可盲目使用。

【原文】

大泻心汤

治暴得心腹疼，痛如刀刺，欲吐不吐，欲下不下，心中懊恼[①]，胁背胸膺支满，腹中迫急不可奈者方。

龙胆草　栀子各三两　戎盐（烧赤，如杏子大）三枚　升麻　苦参各二两　豉半升

上六味，以酢六升，先煮前五味，得三升许，去滓。内戎盐，稍煮待消

已，取二升，服一升。当大吐，吐已，必自泻下即瘥。

【新校正】

大泻心汤

治暴得心腹疼，痛如刀刺，欲吐不吐，欲下不下，心中懊恼，胁背胸膺支满，迫急不可耐者方。

通草　淡豆豉　升麻　栀子　戎盐各三两　酢六升

上六味，先煮前五味②，得三升许，去滓。内戎盐，稍煮待消已，取二升，服一升。当大吐，吐已，必自泻下即瘥。

【校注】

① 懊恼：懊恼是对心脏病症状的描述。临床上，一些心脏病的症状不典型，患者只知道痛苦，却难以用准确的语言描述，常自述心中热辣、憋闷烦躁、呕吐或欲下利，甚者无以言述而狂躁骂詈。

② 先煮前五味：据下文，"五"当作"四"。先煮前四味，即先煮通草、淡豆豉、升麻、栀子，不包括戎盐。

【解读】

《五脏法要释》云："详其病情，与前汤颇相近。其区别处，小汤（之证），逆上之势甚，故从上而越之；大汤之治，兼及腹痛如刀刺，支胀迫急难耐。其病皆由内之蕴毒闭塞于上焦，药后上焦畅通，津液得下，气通则脉舒，脉舒则血活，证自尔脱然。汤之大小，决在病势。小汤味少，大汤味多，亦定例也。"

大泻心汤证与小泻心汤证之别，在于病势。其心腹绞痛，胸膺胁背撑胀、支满，心中懊恼，较小泻心汤证为重。当病情发展到一定程度时，则出现腹中急迫不可耐、大气欲脱之状，气下，欲登厕，心病殃及小肠，是病情极期，厥证在即。病在上，当用吐法，不可误治，"若发汗则躁，心愦愦，反谵语；若加温针，必怵惕烦躁，不得眠；若下之，则胃中空虚，客气动膈，心中懊恼"。

以大泻心汤的方制来分析，大泻心汤应是在小泻心汤的基础上，加小泻脾汤中的二味，其量当是小泻心汤的三分之一，再加助化味豆豉（《五脏法要释》中大泻心汤无豆豉）。豆豉味酸，金之用，木之体，补金防过克，泻母防过生。然而本方加栀子、戎盐各三两，这样大大增加了本方的苦咸之味。酢作六升煎，较其他抄本的剂量超了一倍，那么实现药味气化的严格方制就不存在了。

大泻心汤应该是小泻心汤加心之子脏脾的小泻脾汤，然而附、姜的药味是辛，如果这样，又与心包条之小泻心（心包）汤相重复。衣师兄在《校注讲疏》中说："于醋皆可随其证而用。但是依该书诸小泻方，均无本脏化味之通例，则此方中不应用醋煎。"即按衣之镖说法，也该去醋。现将醋加入方剂中成六味，味数虽合大汤的方制，但其量有过大之嫌。栀子应作一两，煅戎盐作三枚，醋一升。

总之，本条之方制不符合经制，药味功能不明，药物剂量有误。

【原文】

小补心汤

治胸痹①不得卧，心痛彻背，背痛彻心②方。
瓜蒌一枚（捣）　薤白二两　半夏（洗去滑）半升
上三味，以白截浆一斗，煮取四升，温服一升，日再服。

【新校正】

小补心汤

治胸痹不得卧，心痛彻背，背痛彻心者方。
瓜蒌一枚（捣）　牡桂　干姜　薤白各三两
上四味，以水八升，煮取四升，温服一升，日再服。

【校注】

① 痹：《实用中医字典》载："痹症，血气郁滞……"《金匮述义》曰："胸痹，胸中痹闭也。"看来，"不通"是共识。胸痹是痰阻气道不通而致痹。瓜蒌薤白白酒汤治胸痹，证见"喘息咳唾，胸背痛，短气"。瓜蒌、薤白辛苦下气而祛痰。

② 心痛彻背，背痛彻心：胸痛通背，背痛通胸，泛指心痛的严重。彻，《文字蒙求》云："彻，通也。"

【解读】

本方含两辛、两甘。《五脏法要释》中亦讲解得清楚："如汤液经法图，辛甘化苦，似属泻方……盖胸膻之阳，总为奇恒，邪实祛而阳用自复。"

《五脏法要释》又云："栝蒌，味甘，主胸痹，下心胸痰水。牡桂，味辛，降冲逆，温阳散寒。干姜，味辛，脾之菜，泻脾暖肺。薤白，味甘，治利下肠澼，止脾痹痛，止一切失血、衄血。"按小补汤之方制，应由四味药组成，而最后一味药是助化味，当是前三味药的三分之一量。薤白是助化味，所以用量当为一两。《新校正》中的四味药均各作三两，与其他脏小补汤的药量比（3：3：3：1）不符。

【原文】

大补心汤

治胸痹，心中痞满，气结在胸，时从胁下逆抢心，心痛无奈方。

瓜蒌一枚（捣） 薤白八两 半夏（洗）半升 枳实 厚朴各二两 桂枝一两

上六味，以白酨浆一斗，煮取四升，每服二升，日再。

【新校正】

大补心汤

治胸痹，心中痞满，气结在胸，时从胁下逆抢心，心痛无奈者方。

瓜蒌一枚（捣）　牡桂　干姜　白蔹①浆一斗　薤白　五味子　半夏（洗去滑）各三两

上七味，煮取四升，每服二升，日再。

【校注】

① 蔹：音 zài。《说文解字》曰："酢浆也。"《玉篇》曰："米汁也。"

【解读】

大补心汤在《五脏法要释》中，由瓜蒌薤白半夏汤加枳实、厚朴、白蔹浆而组成；在《新校正》中，由瓜蒌、薤白、半夏加母脏的小补肝汤而组成。其他五脏的大补汤，以本脏小补汤加子脏三分之一用量之小补汤而成方，规则不同。从药量上看，《新校正》中七味药等量，失去了经方前三味药各三两、后四味药各一两，以量拟"君臣"的方制。

以上心脏条诸方与仲景方相比较，方制不相符合。

【原文】【新校正】

[又] 心胞气实者，受外邪之动也①，则胸胁支满，心中澹澹②大动，面赤目黄，善笑不休。虚则 [血] 气少，善悲，久不已，发癫仆。

【校注】

① 受外邪之动也：动，《难经·二十二难》云："经言，是动者，气也；所生病者，血也。邪在气，气为是动；邪在血，血为所生病。"张志聪《灵枢经集注》认为，"是动"为"病生于外"。众说不一。"动"是内气和外气运动的统称，指功能。后一句"澹澹大动"之"动"，指心中动悸。

② 澹澹:《灵枢·经脉》中,"澹澹"作"憺憺",恐惧、心悸。

【解读】

《五脏法要释》云:"心包者,心之外围也。经云:心者,君主之官,神明出焉。百邪不犯,犯之则死,有邪则心包代之,故如此云。"

心包,手厥阴经,《灵枢·邪客》说:"心者,五脏六腑之大主也,精神之所舍也。其脏坚固,邪弗能容也。容之则心伤,心伤则神去,神去则死矣。故诸邪之在于心者,皆在于心之包络。"

心包,心之外廓,有邪先受。一旦感邪,就会伤及神明,则心中澹澹然,胸胁支满,心中怔忡不安,面色赤红,双目充血,善笑不息;心气虚弱,少气不足息,善悲伤忧愁,久之必发癫厥。

《校注讲疏》云:本书的特点之一"就是把阴阳学说纳入五行学说,使阴阳和五行两个学说有机地融合为一。为解决五行之数五、阴阳之数六的矛盾,陶弘景把五行之火脏列分为二,即心与心包络"。心为君主之官,不得受外邪侵扰,由"心包代受",形成一"心"两脏。

【原文】

小泻心(心包)汤

治胸腹支满,心中跳动不安者方。
黄连 黄芩 大黄各三两
上三味,以麻沸汤三升,渍须臾,绞去滓,顿服。

【新校正】

小泻心(心包)汤

治心气不定,胸腹支满,心中跳动不安者方。
黄连 黄芩 大黄各三两
上三味,以麻沸汤三升,渍一食顷,绞去滓,温服一升,日再。

目痛，口舌生疮者，加枳实二两；腹痛，下利脓血者，加干姜二两；气噎者，加生姜二两（切）；汗出恶寒者，加附子一枚（炮）；呕吐者，加半夏二两（洗去滑）。

小泻心（心包）散

丹砂　代赭石　禹粮石各三两

【解读】

《五脏法要释》云："此方黄连为泻心之主，黄芩为泻肝之主。木以火为标，火以木为根，故二苦为君臣，标本兼施。大黄咸苦，为二者之佐，如汤液经法图咸苦化酸以制原性也。小汤治纯，心用而偏盛，稍加折抑，即气机畅调。"

胸胁者，心肺之廓，系心与小肠相络处。该部位支撑、胀满，并伴心悸不安，乃热邪扰脏。小泻心（心包）汤中，黄连、黄芩味苦泻心；大黄味咸，咸，心之用味，以软心体。咸苦化酸，收苦缓。

《金匮要略·惊悸吐衄下血胸满瘀血病脉证并治》云："心气不足，吐血，衄血，泻心汤主之。黄连、黄芩各一两，大黄二两，上三味，以水三升，煮取一升，顿服之。"与本泻心汤相比较，剂量不相等，煮法不一致，所治之证相近而不相同。《金匮要略》中是用水煎服，取其味；本泻心汤，三黄各三两，麻沸汤渍服，取其气。《素问·阴阳应象大论》云："味厚则泄，薄则通。气薄则发泄，厚则发热。"水煮者取其味以泻实；水渍者取其气，祛热以安神。两书相比较，同方不同制，则有不同效果。

加减法

目痛，口舌生疮者，加枳实二两：枳实味酸，心之助化味，收心之过散。

腹痛，下利脓血者，加干姜二两：姜与芩、连，辛苦除痞；姜与大黄，辛咸除滞。

气噎者，加生姜二两（切）：生姜下气、止呕、祛晦气；味辛与咸、苦不化而除滞、除痞。

汗出恶寒者，加附子一枚（炮）；呕吐者，加半夏二两（洗去滑）：姜、附、半夏皆辛，与苦共除痞积，补肝泻脾，扶阳以益阴。

小泻心（心包）汤五味化生图解

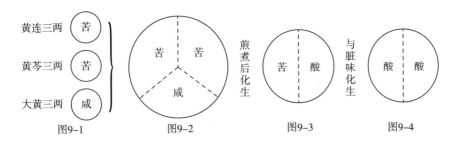

图9 小泻心（心包）汤五味化生图

　　小泻心（心包）汤以两苦一咸组方（见图9-1、图9-2）。经过煎煮，咸苦化生成一酸，酸苦不相合化（见图9-3）。服之入脏，苦与脏味咸化酸，共成两酸，乃收心之过散（见图9-4）。

小泻心（心包）汤五行化生图解

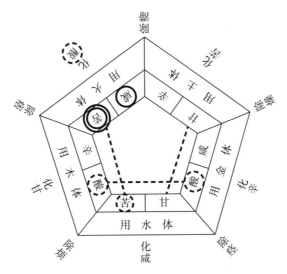

图10 小泻心（心包）汤五行化生图

　　小泻心（心包）汤两苦一咸，咸与苦化生酸。酸收心之散，泻母虚其子，壮金以防火相乘。苦，火体水用，令水盛以制火。

【原文】

大泻心（心包）汤

治心中虚烦，懊恼不安，胸膺痞满，口中苦，舌上生疮，面赤如新妆，或吐血、衄血、下血者方。

黄连　黄芩　大黄各三两　干姜（炮）　甘草　芍药各一两

上六味，以水五升，煮取二升，温分再服，日二。

【新校正】

大泻心（心包）汤

治心中怔忡不安[①]，胸膺痞满，口中苦，舌上生疮，面赤如新妆，或吐血、衄血、下血者方。

黄连　黄芩　大黄各三两　生姜（切）　甘草　枳实各一两

上六味，以水五升，煮取二升，温分再服。

大泻心（心包）散

丹砂　代赭石　禹粮石各三两　白矾　伏龙肝　石膏各一两

【校注】

① 怔忡不安:《石室秘录·内伤门》云:"怔忡之症，扰扰不宁，心神恍惚，惊悸不已。"《字里藏医》解:"'忡'是突然启动、加快的意思。""征"是突然减慢，与"忡"含义相反。"怔忡"指心脏呈阵发性跳动。

【解读】

《五脏法要释》作"芍药一两"，《新校正》修订为"枳实一两"。《五脏法要释》云:"上即小汤加芍药味酸入血者为承使，兼加小泻脾汤中姜、草二味，谓是心功太强，逼血外溢，伤及心体，脉破内衄，故加芍药敛固阴气为之使。姜、草辛甘，适心化而全脾性，预防累及。辛甘化苦，子反助母，大小之比重，情以为之，理之常也。"

大泻心（心包）汤乃小泻心（心包）汤加小泻脾汤（去附子，加枳实）而成。小泻其脾，为使子平不索于母，"适心性而全脾性"。

从症状上看，虚烦、胸膺痞满到衄血，皆是小泻心（心包）汤证加重的表现。热邪郁里，长期失治，伤及心体，脉破生衄，逼血外溢，而成此病。小泻脾汤去掉君药，只取臣使，意在宾不夺主；其药量小于主方，在于巧使机关。另有枳实作助化味，补金防火相乘，泻肝使母虚不生子，则子自平。大方并非仅仅是做加法，而是小方的升华。

大泻心（心包）汤五味化生图解

大泻心（心包）汤由小泻心（心包）汤两苦一咸一酸[1]与小泻脾汤中的一甘一辛共六味药组方（见图11-1、图11-2）。经煎煮化生，咸苦化酸，辛甘化苦（见图11-3）。服之入脏，苦与脏之用味咸化成酸，两酸收心之苦散（见图11-4）。

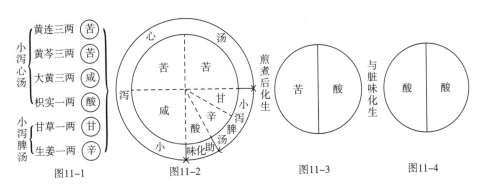

图11 大泻心（心包）汤五味化生图

---

[1] 一酸：是指《新校正》小泻心（心包）汤加减法中之枳实。

大泻心（心包）汤五行化生图解

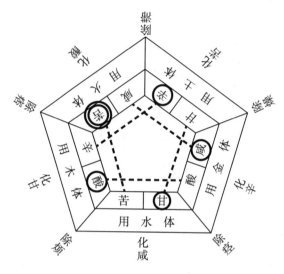

图12　大泻心（心包）汤五行化生图

大泻心（心包）汤阴退为泻，以每行体味数起，由两苦一酸一甘一咸一辛共六味成方。苦，火体水用；酸，木体金用；甘，水体土用；咸，金体火用；辛，土体木用。本方以两苦为君药，小量咸为臣药，辛、酸、甘辅佐君主，以泻心，安诸脏。

【原文】

小补心（心包）汤

治血气虚少，心中动悸，时而悲泣，烦躁，汗自出，气噎①，不欲食，脉实而结者方。

代赭石（烧赤，以醋淬三次，打）　旋覆花　竹叶各三两　淡豆豉一升

上方四味，以水八升，煮取三升，温服一升，日三服。

怔忡不安者，加代赭石两半；咽中介介塞者，加旋覆花一两半；心中窒痛者，加豉一两半；烦热汗出不止者，去豉，加竹叶至四两半，身热还用豉；气苦少者，加甘草三两；胸中冷而多唾者，加干姜一两半；心下痞满不欲食

者，去豉，加人参一两半。

【新校正】

小补心（心包）汤

治血气少，心中动悸，时悲泣，烦躁，汗出，气噫，脉结者方。

牡丹皮　旋覆花　竹叶各三两　萸肉一两

上方四味，以水八升，煮取三升，温服一升，日三服。

怔忡不安，脉结者，倍牡丹皮为六两；咽中介介塞者②，加旋覆花一两半；烦热汗出者，加竹叶一两半；心中室痛者，加萸肉一两半；胸中支满者，去萸肉，加厚朴（炙）三两；心中烦热者，去萸肉，加栀子（打）三两；脉濡者③，仍用萸肉；苦胸中冷而多唾者，加干姜三两。

小补心（心包）散

凝水石　硝石　白垩土各三两　皂矾一两

【校注】

① 噫（多音字，本处音 ài 嗳）：饱食或积食后，胃里的气体从嘴里出来并发出声音。《灵枢·口问》："寒气客于胃，厥逆从下上散，复出于胃，故为噫。"这里的"噫"指的是打饱嗝，又叫嗳气。从临床上观察，五脏皆可致噫。胃气致噫者，噫有食嗅气，气出心下；肝之噫，出两胁；肾之噫，噫深，多长噫；唯心之噫，噫浅，起于胸中，无食嗅，伴有胸满，心烦，脉结者，其血气俱虚。

② 咽中介介塞者：《说文解字》云："哽，语为舌所介也。"《中医古籍用字研究》说："是'哽'与'介'义近。"本书中"咽中介介塞者"，是描述咽下不畅，如有物哽塞。

③ 脉濡者：《中医古籍用字研究》中通过举例说明，"濡（rú）"当读为"软（ruǎn）"，"也可认为'濡'为'软'的俗借"。又引《难经》论证"春脉弦者，肝东方木也，万物始生，未有枝叶，故其脉之来濡弱而长，故曰弦……'濡'和'弱'连言，可见此脉名应读'软'"。濡脉，心脏虚弱、气血不足之象。

【解读】

本条"心中动悸，时悲泣，烦躁汗出，气噫，脉结"乃心脏血气虚少、心虚脉弱的小补心（心包）汤证。心脏与心包的两个小补汤所治证不同。心脏条用瓜蒌、薤白，辛甘以下气除痹。本条小补心（心包）汤用旋覆花、牡丹皮，味咸补心，治心虚不足、气噫、脉结，以适心体；竹叶味苦，苦与咸化酸；山茱萸味酸，直补化味酸，收心之过散。

加减法

怔忡不安，脉结者，倍牡丹皮为六两：牡丹皮为火中火，味咸，补心，活血，镇痛、安神。

咽中介介塞者，加旋覆花一两半：介介，通"哽哽"，咽中有物噎塞感。旋覆花味咸，质虽轻，降逆气，去痰利咽。

烦热汗出者，加竹叶一两半：竹叶味苦，补心止烦，烦热去，汗自止。

心中窒痛者，加萸肉一两半：窒，堵塞不通。山茱萸味酸，宽胸吐烦气，胸中窒痛自开。

胸中支满者，去萸肉，加厚朴（炙）三两：山茱萸味酸，主收，故胸满者去之；厚朴味辛，宽胸利气。

心中烦热者，去萸肉，加栀子（打）三两：栀子苦寒去烦，故去酸收之山茱萸，加栀子。

脉濡者，仍用萸肉：脉濡者，心体不足，所以仍用山茱萸。

气苦少者，加甘草三两：气虚，上下不相交泰，气少不相续接，难以呼吸。甘草甘缓其气，使上下交泰。

苦胸中冷而多唾者，加干姜三两：干姜温心肺而化饮；肺辅助心主，肺病必及心，亦应防火过克金，姜乃脾之菜，补子令母实。

通过小补心（心包）汤加减，可以了解陶弘景所依据的药性、气化、方制及加减规律。小补心（心包）汤所治为心虚不足，故该方加减皆围绕心脏对气味的喜恶，非咸即苦。虽加减药味有变，而顺应心性则不变，目的是纠正体用偏倚而已。

小补心（心包）汤五味化生图解

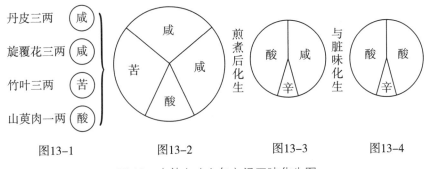

丹皮三两 （咸）
旋覆花三两 （咸）
竹叶三两 （苦）
山萸肉一两 （酸）

煎煮后化生

与脏味化生

图13-1　　　图13-2　　　图13-3　　　图13-4

图13　小补心（心包）汤五味化生图

小补心（心包）汤，两咸一苦一酸（见图13-1、图13-2）。煎煮后苦咸化生成酸，咸酸化生成辛，共成一咸一酸一辛（见图13-3）。服之入脏，咸与脏之体味苦，化生成酸。终成两酸，收心散之太过；一小量之辛补母泻子（见图13-4）。

小补心（心包）汤五行化生图解

小补心（心包）汤，含有两咸一苦一酸。咸，火用金体。酸，直补化味，在本脏收心之散，在金为用，在木为体。酸咸化辛，小量辛补母泻子。

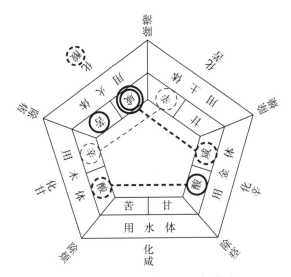

图14　小补心（心包）汤五行化生图

【原文】

大补心（心包）汤

治心中虚烦懊忱，心中不安，怔忡如车马惊，饮食无味，干呕气噫，时或多唾者，其人脉结而微者方。

代赭石（烧赤，以醋淬三次，打）　旋覆花　竹叶各三两　淡豆豉一升　人参　甘草（炙）　干姜各一两

上方七味，以水一斗，煮取四升，温服一升，日三夜一服。

【新校正】

大补心（心包）汤

治心中虚烦，懊忱不安，怔忡如车马惊，饮食无味，干呕气噫，时或多唾，其人脉结而微者方。

治心虚，气血疲滞，胸中烦满，时噫气出，舌上苔如灰酶，口中气如败卵，多悲泣，如中鬼神，凄然不安者方。

牡丹皮　旋覆花　竹叶　人参各三两　萸肉　甘草（炙）　干姜各一两

上方七味，以水一斗，煮取四升，温服一升，日三夜一服。

大补心（心包）散

凝水石　硝石　白垩土　赤石脂各三两　皂矾　石英　雄黄各一两

【解读】

大补心（心包）汤用实子益母法，即小补心（心包）汤加小补脾汤。证见脉结而微，心中悸等，情伤劳损，耗津动血，使心虚脉微。"饮食无味，干呕气噫，时或多唾"为小补脾汤证。"火土一家"，母病累子，治疗用小补脾汤，"子能令母实"。

《新校正》补入的"藏经洞本补注文"，其言语与经文之义相近，多

句重复。"舌上苔如灰黣，口中气如败卵"，本书唯此条有舌诊，疑非陶弘景作。

牡丹皮、旋覆花味咸，咸软以散瘀血。竹叶味苦，心之体，水之用，益水清心。山茱萸味酸，助化味，收心之过散。人参健脾安神。干姜暖脏，与甘草培土以实母。制方严谨，构思巧妙，乃心脾同治法。

大补心（心包）汤五味化生图解

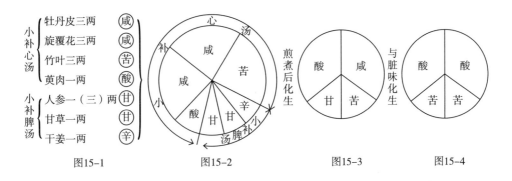

图15　大补心（心包）汤五味化生图

大补心（心包）汤乃两咸一苦一酸，加子脏的小补脾汤两甘一辛（见图15-1、图15-2）。煎煮化生后，咸苦化酸，辛甘化苦（见图15-3）。服之入脏，咸与心之体味苦，化生成酸，收心之散。甘与土之体辛，化生苦味。酸苦不化除烦（见图15-4）。

大补心（心包）方中咸补、苦泻、酸收，借用子位之小补脾汤作为辅助方，其量是主方的三分之一。甘味是为下一时位而设，《新校正》将人参作三两，似这样的话，甘味大大超量，所以在"大补心（心包）汤五味化生图"中，人参按一两计算。诸脏皆准此。

大补心（心包）汤五行化生图解

大补心（心包）汤乃七味成方，左旋为补，两咸两甘一酸一苦一辛。甘，水体土用；酸，金用木体；苦，反治，为化味药；辛，土体木用；咸，金体火用。两咸为补，一苦为泻，佐酸为助。两甘，子脏之用。余味皆做辅佐，每脏皆有补泻，以协调五脏为功。

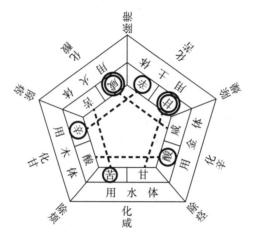

图 16　大补心（心包）汤五行化生图

辨脾脏病证文并方

【原文】

脾虚则四肢、五脏不安，实则腹满，飧泄。

【新校正】

脾实则四肢不用，五脏不安，虚则腹满，飧泄。

【解读】

脾主四肢，主肌肉，脾实当四肢乏力，肌疲肉倦不得用。脾主运化，主生血，"脾主中央，以灌四旁"。脾病失于营养，必累及五脏，导致"五脏不安"。脾虚则胃肠受邪，病腹胀、肠鸣泄泻。

飧泄，《素问·四气调神大论》云："秋三月……逆之则伤肺，冬为飧泄，奉藏者少。"这是内伤于寒。《素问·阴阳应象大论》云："春伤于风，夏生飧泄。"这是外伤于风。在本条中指的是人体不应时令而中邪，脾阳受损而致泄泻。看来脾受邪是有多种因素的，脏病必会累及腑。

【原文】

脾病者，必腹满肠鸣，溏泻，食不化；虚则身重，苦肌肉痛，足萎不收，胻善瘈，脚下痛。

【新校正】

脾病者，必身重，苦饥，肉痛，足痿不收，胻善瘈，脚下痛；虚则腹满肠鸣，溏泻，食不化。取其经太阴、阳明、少阴血者。

【解读】

《素问·灵兰秘典论》云："脾胃者，仓廪之官，五味出焉。"脾不健运，营养失调，百病皆生，故中医有"有胃气则生，无胃气则死"之训。《素问·太阴阳明论》云："四肢皆禀气于胃，而不得至经，必因于脾，乃得禀也。"胃失受纳、腐熟之功，脾不输布供给，必致肌肉失于营养。《素问·阳明脉解》云："四肢者，诸阳之本也。"阳不足则身重，乏力，疲倦，肌肉痛，痿废不收，小腿、脚下痛。脾虚则肠胃受邪，表现为肠鸣飧泄，消化不良。治疗取足太阴脾、足阳明胃、足少阴经放血。

【原文】【新校正】

邪在脾，则肌肉痛。阳气不足则寒中，肠鸣腹痛；阴气不足则热中善饥，皆调其三里。

【解读】

《素问·金匮真言论》云："中央黄色，入通于脾……上为镇星，是以知病之在肉也。"故邪在脾胃，则肌肉痛。阴阳是人生存所需的基本物质和能源。脾阳虚则肠胃生寒，意味着体质虚弱，寒中肠鸣，甚则泄泻腹痛；阴气不足，则热中善饥，肌痿，肉痹。治疗当调理胃经足三里穴，以安其内。

【原文】【新校正】

陶云：脾德在缓。故经云：以甘补之，辛泻之。脾苦湿，急食苦以燥之。

【解读】

脾喜燥恶湿，欲缓而不宜急。脾性喜甘淡，以甘补之；脾气过盛，取辛味以泻其实；脾苦湿，以苦燥之。脏之所苦，必是脏之所恶，急食之味，必是其所苦之克星。顺应脾之本能，依其喜恶选择体用之味，明辨五味，适其性而治之。

【原文】

小泻脾汤

治脾气实，下利清谷，里寒外热，肢冷脉微方。

附子一枚（炮） 干姜 甘草（炙）各三两

上三味，以水三升，煮取一升，顿服。

【新校正】

小泻脾汤

治脾气实，身重不胜，四肢挛急而足冷者方。

脾气实治，身重不腾，四肢挛急而冷者方。

附子一枚（炮） 生姜（切） 甘草各三两

上三味，以水三升，煮取一升，顿服。

腹中痛者，加芍药二两；咽痛者，加桔梗二两；呕吐者，加半夏二两；胁下偏痛，有寒积者，加大黄二两；食已如饥者，加黄芩二两。

小泻脾散

阳起石 伏龙肝 石膏各三两

【解读】

"中研本"作"小泻脾汤，治脾气实，下利清谷，里寒外热，肢冷脉微者方"。先师在《五脏法要释》中云:"此条文与前提纲不属,必系讹误。准前例文,应作:治一身沉重,肌肉时痛,足痿不收,胕善瘈,脚下痛者方。"《校注讲疏》依然用上文,《新校正》作了修订,并附有校正文。校正文与原文有出入,将第一句"治脾气实"改为"脾气实治",颠倒了文字,意思上没有改变;"胜"改为"腾",少了一"足"字。校正文的句意不明。

《五脏法要释》云:"按以上二篇,诸小汤三味,量皆为三两,独此汤附子以枚论,曰一枚。陶氏《本草经集注》云:附子、乌头若干枚者,去皮净,以半两准一枚。若齐三两者,当六枚为是。今用一枚抑少矣。此汤虽与《伤寒》四逆汤相同而法度有异。四逆汤为虚寒设用,附子自少;此汤为寒实而设,故用附子多。试观《金匮》乌头煎、历节乌头汤之身痛可知矣。下方大汤枳、军共伍,寒实之义自详。"

《五脏法要释》所云"治一身沉重,肌肉时痛",是脾寒实之证;"足痿不收,胕善瘈,脚下痛者",是由谷不化精,或精微不能输布,营养不足所致。

"中研本"所云"下利清谷……肢冷脉微"乃脾虚胃寒,属于四逆汤证。陶弘景制方,小方中各药的剂量都是三两,唯此条附子作一枚,说明此条小泻脾汤之舛错较多,附子一枚疑有误。

此方与仲景四逆汤,方药相同,但剂量不同。陶弘景以五味化生与五行所需,制成小泻脾汤,姜、草、附子等量,共成二辛一甘。苦味由辛甘化生而成,化味系本脏所苦之需。所化之苦,苦可燥湿。

虚则正气虚,实则邪气实。脾实,寒邪过重,小泻脾汤消阴翳以回厥逆。四逆汤之厥,阳微寒盛,当用大量姜、附方可奏效,再说《五脏法要释》中小泻汤类药味均为三两,唯附子做一枚,不合量制。

《注解伤寒论》中的四逆汤,甘草二两,炙;干姜一两半;附子一枚。一枚附子等于八钱,三味药之剂量参差不等,难以气化组方。成无己注曰:"寒淫于内,治以甘热,又曰寒淫所胜,平以辛热。甘草、姜、附相合,为甘辛大热之剂,乃可发散阴阳之气。"他仅以"以热制寒"为论,与陶弘景用大量姜、附以回阳保脏,使邪去正安的养生保健观不尽相同,尤其是剂量不同,方义就会改变。

加减法

腹中痛者，加芍药二两：芍药味酸，与甘草配伍，酸甘解挛止痛。姜、附之辛与芍药之酸相化生甘，而原汤辛甘化苦，若加芍药之酸味，从方剂化生讲，原汤义就完全被改变，所以加芍药不符合泻汤的方制。

咽痛者，加桔梗二两：桔梗有甘、苦两种，在本方中当以苦桔梗为首选，它直接增加化味苦，燥湿去热。

呕吐者，加半夏二两：半夏味辛，就功能而论，祛痰降气而止呕，去胸腹痰水，心痛坚痞，协助君药以增其药力。

胁下偏痛，有寒积者，加大黄二两：大黄味咸，泻脾汤加咸味与本方辛不相合化而除积，与甘草则甘咸以除燥。咸，在母为用，补母实子法也；在子为泻，虚子不扰其母。

食已如饥者，加黄芩二两：经云"合热则消谷善饥"，黄芩味苦，祛热则治善饥。与姜、附合用，辛苦以除痞；辛与甘化苦，苦燥脾湿。

小泻脾汤五味化生图解

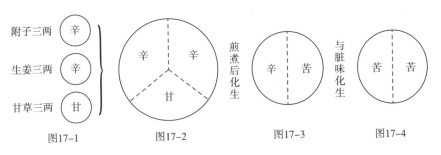

附子三两（辛）
生姜三两（辛）
甘草三两（甘）

图17-1　　图17-2　　图17-3　　图17-4

图17　小泻脾汤五味化生图

小泻脾汤，两辛一甘（见图17-1、图17-2）。经煎煮，辛甘化生一苦（见图17-3）。服之入脏，辛与脏的用味甘化生成苦（见图17-4），两苦燥脾湿。

小泻脾汤五行化生图解

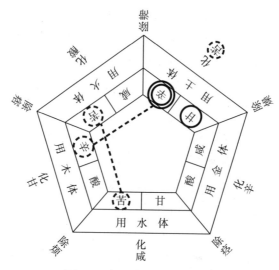

图 18　小泻脾汤五行化生图

小泻脾汤，由两辛一甘成方。辛，土体木用，抑土益肝。甘为参化味，与辛化苦以燥湿。苦，在水为用，防土来克；泻火补水，以虚其子。

【原文】

大泻脾汤

治腹中胀满，干呕，不能食，欲利不得，或久利不止者方。

附子　干姜　甘草（炙）各三两　　大黄　黄芩　枳实（熬）各一两

上六味，以水五升，煮取二升，温分再服，日二。

【新校正】

大泻脾汤

治脾气不行，善饥，食而心下痞，欲利不得，或下利不止，足痿不收，肢冷脉微者方。

治脾气不行，善饥而不能食，食而不下，心下痞，胁下支满，四肢拘急者方。

附子一枚（炮）　生姜（切）　甘草各三两　黄芩　大黄　枳实（熬）各一两

上六味，以水五升，煮取二升，温分再服。

大泻脾散

阳起石　伏龙肝　石膏各三两　代赭石　禹粮石　白矾各一两

【解读】

《五脏法要释》云："治腹中胀满，干呕，不能食，欲利不得，或久利不止者方。"与《新校正》文有出入。《五脏法要释》注云："脾家寒实，非姜、附以温煦，阴何以化？久积之邪，非军、枳无以祛之，如《伤寒论》桂枝加大黄汤、《金匮》寒疝附军辛汤[1]、《外台》温脾汤之类是也。"其病因在于脾为寒湿所困，脾气不行，积滞于心下，而生胀满及四肢病。

《古本康平伤寒论》"辨太阴病"篇云："本太阴病，医反下之，因尔腹满时痛者，桂枝加芍药汤主之。大实痛者，桂枝加大黄汤主之。"此为外感夹腑实证。从药效讲，大黄下肠胃之积；从气化看，附、姜、大黄辛咸除滞。

《金匮指归》谓大黄附子汤治"胁下偏痛，发热，其脉紧弦，此寒也"。这里单从"以寒去热、以热去寒"的角度讲，非圣人本意。张仲景亦利用大黄咸寒，附子、细辛大热味辛，辛咸不化，以除胁下之积痛。

《伤寒论》云："心下痞，而复恶寒汗出者，附子泻心汤主之。"仲景在此条中并未多讲道理，只是按证用是汤。尤在泾《伤寒贯珠集》云："……若其人复恶寒而汗出，证兼阳虚不足者，又须加附子以复表阳之气，乃寒热并用、邪正兼治之法也。"陶弘景认为心下痞，恶寒，汗出，寒热交结，当治以辛咸，痞已滞消，邪去正安，方为康复。

经方之治在于灵活运用。大方并非只在剂量上有增加，而在于通过五味的施化和互用，抑阴扶阳，防"过犹不及"，抑制过度生克，控制乘侮，适其性以调之，将人身生理功能纳入正常轨道。

大泻脾汤条原文为"治脾气不行，善饥，食而心下痞……"；大补脾汤条

---

[1] 附军辛汤：指《金匮要略·腹满寒疝宿食病脉证治》中的大黄附子汤。

补文为"治脾气不行，善饥而不能食，食而不下……"。正文与补文之意大致相同，皆指脾虚不能食，食则饱。其实虚实皆可有"善饥"，实热则消谷，虚弱则气不固摄。

大泻脾汤五味化生图解

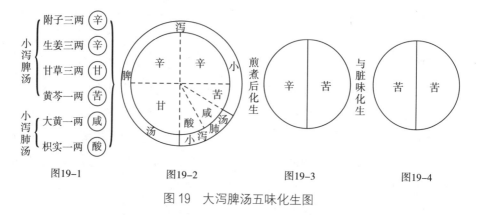

图19 大泻脾汤五味化生图

大泻脾汤由小泻脾汤两辛一甘，加助化味苦，加小泻肺汤之一咸一酸组方（见图19-1、图19-2）。经过煎煮，辛甘化苦，酸咸化辛（见图19-3）。服之入脏，辛与脾之用味甘化生成苦（见图19-4），两苦共收脾湿。

大泻脾汤五行化生图解

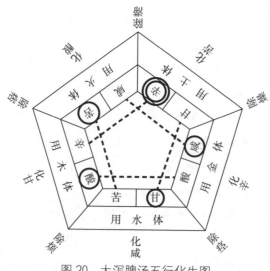

图20 大泻脾汤五行化生图

大泻脾汤中，有两辛一甘一苦一咸一酸。这六味中，辛，木用土体；苦，火体水用；酸，木体金用；咸，金体火用；甘，在本脏位反佐作化味，化苦以补水泻火。理同他脏。

【原文】

小补脾汤

治饮食不消，时自吐利，吐利已，心中善饥，无力，身重，足痿，善转筋者方。

人参　甘草（炙）　干姜各三两　白术一两

上四味，以水八升，煮取三升，分三服，日三。

若脐上筑筑动者，去术，加桂四两；腹中满者，去术，加附子一枚。吐多者，去术，加生姜三两；下多者，还用术；心中悸者，加茯苓一分；渴欲饮水者，加术至四两半；腹疼者，加人参一分；寒者，加干姜一分。

【新校正】

小补脾汤

治腹中胀满，不能饮食，干呕，吐利，脉微而虚者方。

治脾气不行，善饥而不能食，食而不下，心下痞，胁下支满，四肢拘急者方。

人参　甘草（炙）　干姜各三两　白术一两

上四味，以水八升，煮取三升，温服一升，日三服。

腹中痛者，倍人参为六两；气少者，加甘草一两半；腹中寒者，加干姜一两半；渴欲饮食水者，加术一两半；脐上筑筑动者，为肾气动，去术，加桂三两；吐多者，去术，加生姜三两；下多者，仍用术；心中悸者，加茯苓三两。

小补脾散

赤石脂　石英　雄黄各三两　黄土一两

【解读】

《五脏法要释》所录原文为："治饮食不消，时自吐利，吐利已，心中善饥，无力，身重，足痿，善转筋者方。"《新校正》小补脾汤条中的藏经洞本补注文与大泻脾汤条中的相重复。

小泻脾汤中，参、草、姜各三两，术一两。参、草味甘补脾，姜辛泻脾；辛甘化苦，加术增化味，助苦以燥湿。

《伤寒论》之理中丸与本汤药物相同，四药各三两，制剂为丸，加蜜则多一甘味，其效更缓。理中汤"以四物，依两数切，用水八升，煮取三升，去滓，温服一升，日三服"，其主治与丸药相同。

《金匮指归》"人参汤"出在胸痹条。原文云："胸痹，心中痞，留气结在胸，胸满，胁下逆抢心，枳实薤白桂枝汤主之，人参汤亦主之。"人参汤与小补脾汤之药味、剂量、煎煮法、服法均相同，唯少加减法。

补汤与泻汤之区别，从证上看，泻汤食则"满"；补汤"满"而不能食。其用药之别在于补脾汤有人参；泻脾汤无人参，有附子。

本书诸方中，唯小补方有加减。虽药物有变，皆不远离方制，顺应本脏之喜恶，药量变而方制在。

加减法

腹中痛者，倍人参为六两：人参味甘，滋阴津，开心脾，倍为六两，其量之重，方中为最，其意在于治疗心下痞，腹中痛。此人参当是上党人参。现在所说人参味甘苦，主含人参皂苷，使用过量会导致衄血，90克怕是不行，其量过重，临床当慎用。

气少者，加甘草一两半：甘草为甘中之最，倍甘以补脾，其意在于缓和补益。

腹中寒者，加干姜一两半：辛在小补脾汤中是参化味，加干姜一两半，实际等于加大了苦味，倍苦以燥湿。

渴欲饮食水者，加术一两半：小补脾汤中，术原为一两，倍加一两半，直接加大了化味苦，燥以胜湿。

脐上筑筑动者，为肾气动，去术，加桂三两：术主去水邪之逆，桂主降冲逆之气。气逆非水邪为患，故去术加桂，意在降冲逆。

吐多者，去术，加生姜三两：术燥，呕后伤津，所以不宜用术，加生姜而止呕。

下多者，仍用术：下多者，乃湿邪为患。术去湿止泻，故还用术。

心中悸者，加茯苓三两：茯苓甘淡，不以味解，利水安神。心悸者，水邪作祟，所以加茯苓三两。

小补脾汤五味化生图解

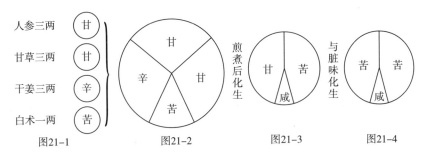

图 21　小补脾汤五味化生图

小补脾汤，由两甘一辛一苦成方（见图 21-1、图 21-2）。经煎煮，辛与甘化生苦，甘苦化咸（见图 21-3）。口服入脏，甘与脾之体味辛化生成苦（见图 21-4）。两苦燥脾湿，小量咸味乃金体火用，补母泻子。

小补脾汤五行化生图解

小补脾汤，两甘一辛一苦。甘，本脏之用，土所克者水之体；辛甘化苦已脾燥；苦，泻火以旺金，金旺，木受制，木不行则土自盛，使五脏承平。

苦，水用；甘，水体。一补一泻，生克无过，乘侮无虞，脏平腑安。

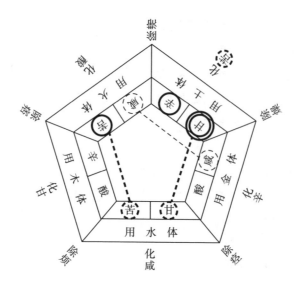

图 22　小补脾汤五行化生图

【原文】

大补脾汤

治饮食不消，时自吐利，其人枯瘦如柴，立不可动转，口中苦，干渴，汗出，气急，脉微而结者方。

人参　甘草（炙）干姜各三两　白术　麦门冬　五味子　旋覆花各一两

上七味，以水一斗，煮取四升，温服四服，日三夜一服。

【新校正】

大补脾汤

治腹胀大，饮食不化，时自吐利，其人枯瘦如柴，立不可动转，干渴，汗出，气急，脉微而时结者方。

治腹胀大，坚如鼓，腹上青筋出，四肢消瘦，大便如鸭矢，小便如檗汁，口干，气逆，时鼻衄血者方。

人参　甘草（炙）干姜　麦门冬各三两　白术　五味子　旋覆花各

一两

上七味，以水一斗，煮取四升，温服一升，日三夜一服。

大补脾散

赤石脂　石英　雄黄　石绿各三两　黄土　曾青　硝石各一两

【解读】

大补脾汤，从证上看，较小补脾汤证多"其人枯瘦如柴，立不可动转，干渴，汗出，气急"诸症。这说明大汤之证比小汤之证在体质上更加虚弱。仅以本脏用药恐不能胜任，故以大补脾汤，五脏共调之。

大补脾汤乃小补脾汤加小补肺汤，实金以伐木，木衰则土不受抑而自盛，实金则"子令母实"。本条之羸瘦、气急、脉微而结等症，属脾虚累母，心气不足，虚弱之极。火为土之母，土为金之母，小补肺汤乃补子实母法。

从大补脾汤五行化生图中可以看出，五行互生互长，互相制约，乃属正常生理现象。如果五行间相互乘侮，则为逆为病。治疗当用大方调其五脏，使生克有序，五脏承平。

衣之镖师兄在《校注讲疏》中云："脾土与肺金乃母子关系，故脾、肺息息相关。脾之用在藏营而散布津液，肺之用在藏气而司呼吸。本条主证中'枯瘦如柴''不可动转''干渴'，皆由于津液结聚不布；'汗出''气急'，责在肺卫不固，吐纳气机不利，所以治则于小补脾汤中加入小补肺汤以缓之。不但可取'子能令母实'之效，并可获防肺有'唇亡齿寒'之弊。"

陶弘景在本条中，对本病描述的是肝的症状。照这样推理，肝病治脾，正符合张仲景在《金匮要略》所云"上工治未病""见肝之病，知肝传脾，当先实脾，四季脾旺不受邪……"，这是治未病理论的体现。

大补肺汤治在心，大补心（心包）汤治在肾，大补肾汤治在脾，大补脾病治在肝，皆治在克我者。衣之镖师兄认为，金木交互、水火交泰、土木合德、金火相官、火土一家等理论与之相符合。

大补脾汤五味化生图解

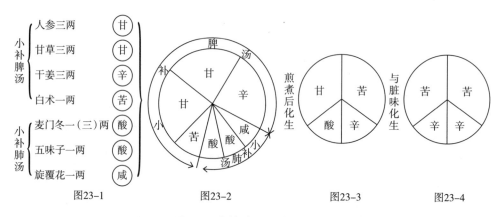

图23-1　　　　　　　　图23-2　　　　　　　　图23-3　　　　　　图23-4

图23　大补脾汤五味化生图

大补脾汤即小补脾汤两甘一辛一苦和小补肺汤两酸一咸成方（见图23-1、图23-2）。经煎煮，辛甘化生苦，咸酸化生辛（见图23-3）。服后入脏，甘与脏之体味辛，化生成苦，两苦燥脾湿（见图23-4）。小补肺汤中，酸与脏之咸化辛，辛苦不化以除痞。其理五脏相同。

大补脾汤五行化生图解

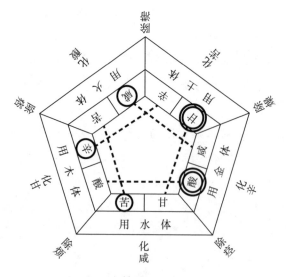

图24　大补脾汤五行化生图

　　大补脾汤阳进为补，由两甘两酸一苦一辛一咸成方。甘，水体土用；酸，金用木体；苦，水用火体；辛，反佐化苦，坚土以燥湿；咸，金体火用。其中两甘味药量最大，为君药；两酸味药补肺，子令母实，与一辛味药共为臣药；化味药为佐；白术，旋覆花量小，为监使药。君臣者方之主，佐使药安五脏。本脏之用味，乃我克者之体味；本脏之体味，为克我者之用味。

辨肺脏病证文并方

【原文】【新校正】

肺虚则鼻息不利；实则喘咳，凭胸仰息。

【解读】

《五脏法要释》引《灵枢·本神》，"肺虚"之下作"鼻塞不利，少气"；"凭胸仰息"句，作"胸盈仰息"。

经云："肺开窍于鼻。"鼻为肺之外大门，邪犯肺则鼻孔先觉。鼻子是气的通道，也是气的加工器官。鼻子喘气不通利或特别通利，均为肺之病。肺虚则卫外不固，鼻息不利，邪随气入而致病，病多在表，其证较轻。肺气"实则喘咳，凭胸仰息"。此时已不仅仅是鼻子局部的病变了，邪已入脏，因通道受阻而喘咳，"凭胸仰息"。

【原文】【新校正】

肺病者，必咳喘逆气，肩息背痛，汗出憎风。虚则胸中痛，少气①，不能报息，耳聋，咽干。[取其经太阴、足太阳、厥阴内血者。]

【校注】

① 少气：《重广补注黄帝内经素问》"虚则少气"条下注曰："气虚少，故不足以报入息也。肺太阴之络会于耳中，故聋也。"上下之气不相续接，似是呼吸障碍。

【解读】

原文"耳聋，咽干"句以下缺失，据《素问·脏气法时论》"肺病者，喘咳逆气，肩背痛，汗出……虚则少气不能报息，耳聋，咽干，取其经太阴、足太阳之外，厥阴内血者"条补入。

肺有病，则肃降失职。脏气虚，津不上润于咽，故咽干。肺主皮毛、主营卫，所以病发寒热、汗出。肺主气，气不利则咳喘，上逆，肩息背痛。

《校注讲疏》云："肺以吐纳自然之气为用，其用不足则出纳失常，纳入之气少而呼吸加快而见急促，呼出之气少则壅塞于内，即胸中满痛。鼻为肺之窍，与咽、耳近邻而窍络相通。肺气壅塞则耳窍不利而听力减，肺不布津于咽，则咽干。"

【原文】【新校正】

邪在肺，则皮肤痛，发寒热，上气喘，汗出，咳动肩背。取之膺中外输，背［第］三椎旁，以手按之快然，乃刺之，取缺盆以越之。

【解读】

《灵枢·五邪》云："邪在肺，则病皮肤痛，寒热，上气喘，汗出，咳动肩背。取之膺中外腧，背三节五脏之傍，以手疾按之快然，乃刺之，取之缺盆中以越之。"

邪犯肺则皮肤痛，营卫不和则发寒热，肺肃降失利，则喘咳、汗出。肺经起于中焦，络大肠，循胃口，上膈。膺中外俞（中府）为手太阴肺经之募穴，治当以针。

【原文】【新校正】

陶云：肺德在收，故经云：以酸补之，咸泻之；肺苦气上逆，急食辛以［泄］（散）之，开腠理以通气也。

【解读】

《五脏法要释》云："此条亦陶氏依《素问·脏气法时论》抉择而定者。'开腠理以通气也'七字，原在肾条下。"

肺德在于收，故酸补之。酸，在肝为泻，在心乃化味；咸，在肺为泻，肾之化味，在心为补。气上逆以辛散之，辛在金是化味，肺之"苦欲"之味，所克木之用味。见金病，知肺传肝，故用治未病法。

【原文】

小泻肺汤

治咳喘上气，胸中迫满，不可卧者方。

葶苈子（熬黑，打如泥）　大黄　枳实（熬）各三两

上三味，以水三升，煮取二升，温分再服，喘定止后服。

【新校正】

小泻肺汤

治咳喘上气，胸中迫满，不可卧者方。

葶苈子（熬黑，捣如泥）　大黄　枳实（熬）各三两

上三味，以水三升，煮取二升，温分再服，喘定止后服。

胸中满者，加厚朴二两；喉中水鸡声者，加射干二两；食噎者，加干姜二两；喘而[1]汗出者，加麻黄二两；矢气不转者，加甘草二两。

小泻肺散

芒硝　禹粮石　白矾各三两

---

[1] 此处疑漏一"不"字。

【解读】

《五脏法要释》云:"葶苈经火变咸,大黄亦咸,二者为正泻;枳实一酸为佐化。《汤液经法》咸酸化辛,暗寓气苦上逆,与辛药以开腠理,达毛孔,使郁散气畅,肺量畅然矣。夫小汤皆不设直承而从暗化,期为经方之秘,谛学者当拭目细观。"

小泻肺汤已叙述明白,胸中气实者,治以泻肺,酸收痰而易出,可使气道畅通,化辛散肺气以补肝,其理与他脏相通。

葶苈子有甜、苦两种,本方当选苦葶苈子。《神农本草经》云:"味辛,寒。"《五脏法要释》说:"葶苈经火变咸。"咸以泻肺,咸酸化辛;大黄味咸,其功在软,活血祛滞,荡涤肠胃;枳实味酸,其功在收,敛痰下气。三味组合,正合方制。

葶苈子走水,大黄走血,枳实利气,三药峻猛,气血双下,水火并治。

"喘定止后服"句,说明上药不可过服。咸酸涌泄,应嘱患者中病则止,否则恐有利下伤气之弊。

加减法

胸中满者,加厚朴二两:厚朴味辛,助化味,宽胸利气。

喉中水鸡声者,加射干二两:射干味辛,助化味,去痰利咽喉。

食噎者,加干姜二两:姜味辛,助化味,暖胃散寒,与咸不相合化,共除积滞,通利咽喉。

喘而(不)汗出者,加麻黄二两:麻黄味辛,宣肺止喘,发汗为最,故喘而无汗加麻黄。

矢气不转者,加甘草二两:甘味厚脾土而泻肾;甘咸除燥,转矢气。

小泻肺汤五味化生图解

小泻肺汤,由两咸一酸成方(见图25-1、图25-2)。经煎煮,咸酸化辛,成一辛一咸(见图25-3)。服之入脏,咸与脏之酸生成辛(见图25-4)。两辛开腠理、散肺气,以缓气之上逆。

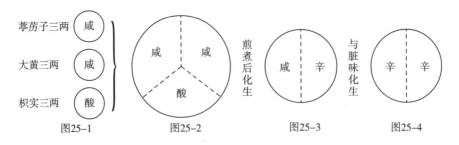

葶苈子三两 咸

大黄三两 咸

枳实三两 酸

图25-1　图25-2　图25-3　图25-4

图 25　小泻肺汤五味化生图

小泻肺汤五行化生图解

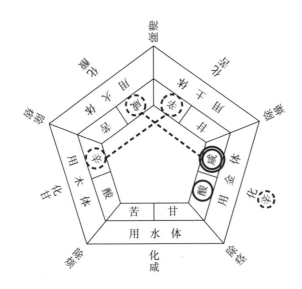

图 26　小泻肺汤五行化生图

小泻肺汤由两咸一酸组方。咸，泻肺补火；酸，反佐化辛；辛，土体木用。理同他脏。

【原文】

大泻肺汤

治胸中有痰涎，喘息不得卧，大小便闭，身面肿，迫满，欲得气利者。

葶苈子（熬黑，打如泥） 大黄 枳实（熬）各三两 甘草（炙） 黄芩
干姜各一两

上六味，以水五升，煮取二升，温分再服。日二服。

【新校正】

大泻肺汤

治胸中有痰涎，喘（息）不得卧，大小便闭，身面肿，迫满，欲得气利
者方。

治胸有积饮，咳而不利，喘不能息，鼻癗①不闻香臭，口舌干燥，心下痞
而时腹中痛者方。

葶苈子（熬黑，捣如泥） 大黄 枳实（熬）各三两 甘草 黄芩 生姜
（切）各一两

上六味，以水五升，煮取二升，温分再服。

大泻肺散

芒硝 禹粮石 白矾各三两 伏龙肝 石膏 代赭石各一两

【校注】

① 鼻癗：《说文解字注》云："癗，罢病也。病当作癗。罢者，废置之意。
凡废置不能事事曰罢癗……师古注《汉书》，改罢病作疲病。"本条指鼻子失
去正常功能（如今之鼻咽癌、麻风等病）。所附条文内容正是肺气肿、肺心
病、肺结核等病的表现。

【解读】

大泻肺汤较小泻肺汤证多"大小便闭，身面肿，迫满，欲得气利"。肺气
不利，则大便不通，胀满迫急，小便不利，水潴留，浊邪壅塞，而全身浮肿。
三焦升降失调，重则中毒衰竭，上吐下泻。

小泻肺汤加小泻肾汤，泻逆上之水气；加姜者，补肝，防金盛之过克，
肺之化味为辛，辛乃木用土体，泻脾，母虚无以实子，加姜即是加助化味；

加甘草者，补脾泻肾；黄芩味苦，乃肾之用味，济水泻火，以防反侮。

大泻肺汤五味化生图解

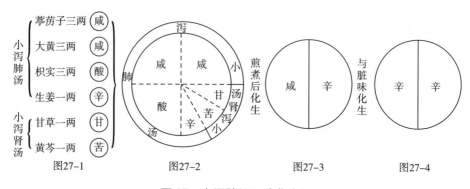

图27　大泻肺汤五味化生图

大泻肺汤由两咸一酸一辛一甘一苦共六味组方（见图27-1、图27-2）。经煎煮，咸酸化辛，苦甘化咸，成辛、咸两味（见图27-3）。口服入脏后，咸与脏之酸味，化生成辛。两辛以散其气（图27-4）。

大泻肺汤五行化生图解

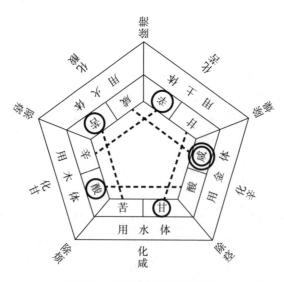

图28　大泻肺汤五行化生图

大泻肺汤阴退为泻，两咸一辛一苦一酸一甘共六味成方。咸，金体火用；

辛，土体木用；苦，火体水用；酸，反佐化辛；甘，土用水体。

【原文】

小补肺汤

治汗出，口渴，少气不足息，胸中痛，脉虚者方。

麦门冬　五味子　旋覆花各三两　细辛一两

上四味，以水八升，煮取三升，每服一升，日三服。

若胸中烦热者，去细辛，加海蛤一份；若胸中满痛者，还用细辛；咳不利，脉结者，倍旋覆花一份；苦眩冒，去细辛，加泽泻一份；咳而有血者，去细辛，倍麦门冬一份；若烦渴者，去细辛，加粳米半升；涎多者，加半夏（洗）半升。

【新校正】

小补肺汤

治汗出，口渴，少气不足息，胸中痛，脉虚者方。

麦门冬　五味子　旋覆花各三两　细辛一两

上四味，以水八升，煮取三升，每服一升，日三服。

口干燥渴者，倍麦门冬为六两；咳逆①少气而汗出者，加五味子一两半；咳痰不出，脉结者，加旋覆花一两半；胸中苦闷痛者，加细辛一两半；若胸中烦热者，去细辛，加海蛤粉三两；若烦渴者，去细辛，加粳米半升；涎多者，还用细辛；咳逆作呕者，加乌梅三两。

小补肺散

石绿　曾青　硝石各三两　礜石一两

【校注】

① 咳逆：咳，当为"欬"。欬逆，《中医古籍用字研究》引《集韵》解

"欬逆"为"噎欬",气上冲逆。

【解读】

《五脏法要释》云："上方门冬、五味酸收,助肺用以为正补。旋覆花咸软,饮结可开而暗化。佐细辛,开通肺窍,又防制节之官收复甚者。"

肺用不足,营卫不和则汗出,阴津受损则口渴;肺伤于气,则肃降失职,喘息胸痛。麦门冬、五味子酸收,助肺以为正补;旋覆花味咸,软痰开结;酸咸化辛,佐细辛为助化味,治肺苦逆之气。

小方加味,如麦冬六两,五味子四两半,细辛二两半,乌梅三两等,都是超过了方制极限的。《辅行诀五脏用药法要》方剂之精致在于谨遵方制。为口渴一证而加倍麦冬用量,喧宾夺主,过酸会使收之太过。"中研本"与《五脏法要释》中,加味皆作"一份"。

加减法

口干燥渴者,倍麦门冬为六两:麦门冬味酸,倍增之则治疗口干、口渴,酸以补肺生津。

咳逆少气而汗出者,加五味子一两半:五味子酸收,降气止噎。

咳痰不出,脉结者,加旋覆花一两半:旋覆花味咸,入心泻肺,祛痰止咳复脉。

胸中苦闷痛者,加细辛一两半;若胸中烦热者,去细辛,加海蛤粉三两;若烦渴者,去细辛,加粳米半升;涎多者,还用细辛:细辛味辛性烈,肺"苦欲"之味,去痰利饮,宣肺止痛,临床上适其性而加减之,可收功倍之效。

咳逆作呕者,加乌梅三两:乌梅味酸,生津增液以补肺。

小补肺汤五味化生图解

小补肺汤有两酸一咸一辛(见图29-1、图29-2)。经煎煮,咸酸化辛,辛酸化甘,成一酸一辛一甘(见图29-3)。服后入脏,酸与脏之体味咸,化生成辛,成两辛一甘(见图29-4)。辛,散肺苦逆之气,补肝泻脾。小量甘味,补母泻子。

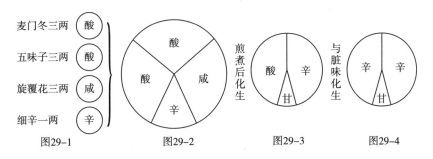

图 29　小补肺汤五味化生图

小补肺汤五行化生图解

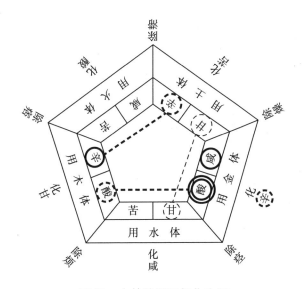

图 30　小补肺汤五行化生图

　　小补肺汤含两酸一咸一辛。酸，补肺泻木；咸，反佐，与酸化辛；辛，散肺逆上之气。本方中细辛，为助化味，以增加辛散之功。辛，在木为用，有金木交互之理；在土为体，与金为母子关系。

【原文】

大补肺汤

治烦热汗出，少气不足息，口苦干渴，耳聋，脉虚而数者方。
麦门冬　五味子　旋覆花各三两　地黄　细辛　竹叶　甘草各一两
上七味，以水一斗，煮取四升，温分四服，日三夜一服。

【新校正】

大补肺汤

治烦热汗出，少气不足息，口干，耳聋，脉虚而驶者方。

治肺劳喘咳不利，鼻瘫，胸中烦热，心下痞，时吐血出者，此为尸劳。

麦门冬　五味子　旋覆花　地黄各三两　细辛　竹叶　甘草（炙）各
一两

上七味，以水一斗，煮取四升，温分一升，日三夜一服。

大补肺散

石绿　曾青　硝石　滑石各三两　矾石　白垩土　石英各一两

【解读】

"口苦"在本书中有三处：①大泻心（心包）汤条"口中苦，舌上生疮"，乃心中有热，热郁生疮。②大补脾汤条"口中苦，干渴"，系脾不转输，热邪郁于里。③此条，"中研本"、《五脏法要释》均有"口苦干渴"，乃肺被热烁，阴虚所致。《新校正》将"口苦干渴"改为"口干耳聋"。删去"口渴"一症，与用药不合拍。

衣之镖在本条下加"此为错句"，并按："尸劳乃'虚劳'病名，出《金匮要略·血痹虚劳病脉证治》，又作虚痨，指正气损伤所致的虚弱证和具传染性、表现为虚弱证候的疾病（见《诸病源候论·虚劳病诸候》）。前者称为虚损，后者称为劳瘵或传尸劳(见《三因极一病证方论》)，详见虚损、劳瘵、传尸劳条。另外，《肘后》《外台》《病源》等书中亦有类似病证。"

《五脏法要释》云："小补汤内加小补肾汤之大半，使子富无索于母，肾制火邪，母亦免克，汗、渴、耳聋随之尽愈。"

大补肺汤证较小补肺汤证多出"耳聋，脉虚而駚"等足少阴肾经的症状，故大补肺汤中加入小补肾汤，为实子法。肺与肾为母子关系，治当同补共调，五脏和谐，诸疾自瘳。

地黄、竹叶泻心而补肾，水盛则火受制，火不克金则金自盛。从剂量上看，小补肾汤是小补肺汤的三分之一量，用药不在克，而在于调和辅佐，使五脏承平，阴阳和谐，诸证自消。三分之一量的细辛，助金之化味，实肝制土。

大补肺汤五味化生图解

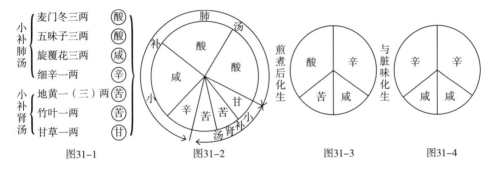

图31　大补肺汤五味化生图

大补肺汤由两酸一咸一辛两苦一甘共七味成方（见图31-1、图31-2）。经煎煮，咸酸化辛，辛与辛相并；甘苦化咸，成一酸一辛一咸一苦（见图31-3）。服后入脏，酸与体味咸化成辛，两辛散肺之苦逆。苦与子脏之体味甘化咸，成大辛小咸，不相合化而除滞（见图31-4）。

大补肺汤五行化生图解

大补肺汤含有两酸两苦一咸一辛一甘，从肺脏用味酸开始左旋，阳进为补。酸，金用木体；苦，水用火体；辛，木用土体；咸，火用金体；甘，土用水体，反佐化辛。此用彼体，理同他脏。

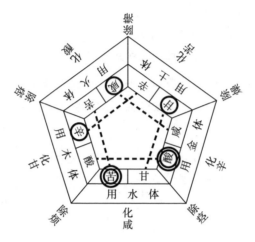

图 32　大补肺汤五行化生图

辨肾脏病证文并方

【原文】【新校正】

肾气虚则厥逆；实则腹满，面色正黑，泾溲不利。

【解读】

《素问·厥论》云："阳气衰于下，则为寒厥；阴气衰于下，则为热厥。"《脉经·肾足少阴经病证》云："肾气虚则厥逆。"肾气不足则气乱逆行。《灵枢·本神》云："肾藏精，精舍志，肾气虚则厥，实则胀，五脏不安。"

《校注讲疏》曰："肾病是泛指肾脏及其腑膀胱、足少阴肾经脉和足太阳膀胱经脉之病。"

肾为先天之本，水火之脏，阴阳皆藏于其中。肾虚指阴阳不相平衡，阳虚则无以生阴，阴虚则阳无所依。阴阳离析，则其证非逆即厥。"肾司水，主二便"，肾气实则膀胱有余，小便不利，甚至尿潴留。水毒为害，则面色正黑。

【原文】

肾病者，必腹大胫肿，身重嗜寝。虚则腰中痛，大腹小腹痛，尻阴股膝挛，髀腨足皆痛，清厥，意不乐。

【新校正】

肾病者，必腹大胫肿，身重嗜寝。虚则腰中痛，大腹小腹痛，尻阴股膝挛，腘腨足皆痛。取其经少阴、太阳血者。

【解读】

"取其经少阴、太阳血者"句，系《新校正》补入。

《五脏法要释》云："此条见《素问·脏气法时论》，原系于肺条下。尻阴至足皆痛是太阳经病，当应属肾，此亦陶氏别有见地而撰者欤！"

腹大胫肿，身重嗜寝，乃水邪为害；腹痛、腰痛、腿痛，乃阳虚邪犯。《素问·脏气法时论》云："肺病者，喘咳逆气，肩背痛，汗出，尻阴股膝髀腨胻足皆痛。"薛福辰注云："肾少阴之脉，从足下上循腨内，出腘内廉，上股内后廉，贯脊属肾，络膀胱。今肺病，则肾脉受邪，故尻、阴、股、膝、髀、腨、胻、足皆痛。"陶弘景将其列入肾条，是因为肺病及肾；另则因为"肾主骨，肝主筋"，本条腰以下出现的病症皆为筋骨之症，系肾病累及子脏肝，损伤母脏肺。这正好验证了"一脏有病，五脏不安"的观点。

【原文】【新校正】

邪在肾，则骨痛，阴痹。阴痹者，按之不得，腹胀腰痛，大便难，肩背项强痛，时眩仆。取之涌泉、昆仑，视有余血者，尽取之。

【解读】

《灵枢·本神》云："肾盛怒而不止则伤志，志伤则喜忘其前言，腰脊不可以俯仰屈伸……肾藏精，肾舍志，肾气虚则厥，实则胀，五脏不安。"

"肾主骨"，肾有病则骨痛。肾阳不足，风寒湿三邪相合则成痹，痹病见腰痛，肩脊项背强痛，腹胀，大便难，重则头晕眩仆。治在足少阴肾经涌泉，足太阳膀胱经昆仑，放血以治之。

【原文】【新校正】

陶云：肾德在坚，故经云：以苦补之，甘泻之。肾苦燥，急食咸以润之，至津液也。

【解读】

肾为先天之本。《素问·上古天真论》云："肾者主水，受五脏六腑之精而藏之。"又云："肾者主蛰，封藏之本，精之处也。"肾藏精，为脏腑、十二脉之根本，故肾德在坚守，在于储精，精足则体健。

"苦"在于坚，"坚"有固守之意。肾藏先天之精气，实而不满，故肾喜苦味以补之，甘泻之。甘泻肾补脾，脾土为后天补给之脏，脾盛则营养足，并且土盛以治水，水不泛滥，则阳光温煦，五脏和平。咸乃苦甘之化味，也是本脏苦欲之味。咸在于适脏性，"肾恶燥，急食咸以润之。"

【原文】【新校正】

小泻肾汤

治小便赤少，少腹满，时足胫肿者方。

茯苓　甘草　黄芩各三两

上三味，以水三升，煮取一升，顿服。

目下肿如卧蚕者，加猪苓二两；眩冒者，加泽泻二两；呕吐者，加半夏二两；大便硬者，加大黄二两；小便不利者，加枳实二两。

小泻肾散

乳石　石膏　代赭石各三两

【解读】

《五脏法要释》云："小泻肾汤，苓、草二甘，一气一味，甘淡为泻肾正品；佐黄芩之苦，为反佐，能使肾用平调，而暗寓化机在内也。"

小便赤少，乃肾水不足而生虚热。少腹满，足胫肿，阳不足阴气盛，水泛为病。茯苓、甘草，甘淡渗利，在肾为体，泻肾水以安神。反佐黄芩作化味，甘与苦化咸以润燥。

加减法

目下肿如卧蚕者，加猪苓二两：《素问·评热病论》云："诸有水气者，微肿先见于目下也"。水者阴也，《诸病源候论·水肿病诸候》云："肾虚不能宣通水气，脾虚又不能制水，故水气盈溢……"可见水气胜者，与脾肾相关。眼胞属膀胱，膀胱与肾相表里，故下眼睑肿如卧蚕者，乃肾水作怪，加猪苓走下焦以利其水。

眩冒者，加泽泻二两：水气逆上，犯清窍则眩冒。泽泻利水清头目。水在上用泽泻，在下用猪苓。

呕吐者，加半夏二两：半夏下气祛痰涎，止呕吐。

大便硬者，加大黄二两：大黄味咸，涤荡肠胃，以通便。

小便不利者，加枳实二两：枳实利气，气通则鬼门开，小便得治。

五脏小泻汤之加减法皆为《新校正》补入。对小补汤加减法，有的条文也做了调整。加减原则是加大参化味和化味，以适应每条方证的变化。

小泻肾汤五味化生图解

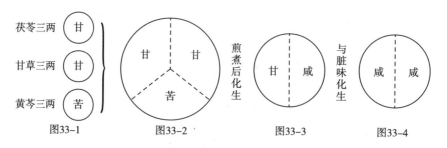

图 33　小泻肾汤五味化生图

小泻肾汤，两甘一苦（见图33-1、图33-2）。经过煎煮，甘苦化生一咸味，成一甘一咸（见图33-3）。服后入脏，甘与脏之用味苦化成咸（见图33-4），咸润燥。

小泻肾汤五行化生图解

小泻肾汤含有两甘一苦。甘，水之体，土之用，培土以制水；苦，反佐化咸；咸，火之用，金之体，泻母以虚其子。

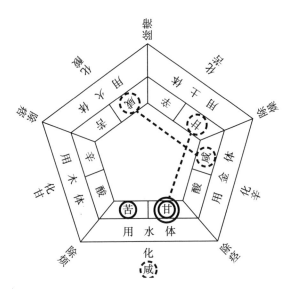

图 34　小泻肾汤五行化生图

【原文】

大泻肾汤

治小便赤少，或时溺血，少腹迫满而痛，腰中沉重如折，耳鸣者方。

茯苓　黄芩　甘草各三两　枳实　芍药　干姜各一两

上方，以水五升，煮取二升，日二温服。

【新校正】

大泻肾汤

治小便赤少，或时溺血，少腹迫满而痛，腰如折，不可转侧者方。

茯苓　黄芩　甘草各三两　枳实　大黄　生姜（切）各一两

上六味，以水五升，煮取二升，温分再服。

大泻肾散

乳石　石膏　代赭石各三两　禹粮石　白矾　伏龙肝各一两

【解读】

原文后句，"中研本"、《五脏法要释》均作"腰中沉重如折，耳鸣者方"，《校注讲疏》作"腰沉重者方"。

大泻肾汤由小泻肾汤加小泻肝汤组方。足少阴肾经直行过肝，肝肾两经相络；肝为肾之子，肝肾同源；以五行说，泻木实土，土盛以制水，肝脾肾三脏同治。如五行化生图所示，一脏有病，全盘俱动。

腰者，肾之府，故肾病则腰痛；肾病，水不制火，必扰其心，水火不相既济，火盛则血不循经，心火下移小肠，故血从尿出；肾与膀胱相表里，脏病必扰其腑，故少腹迫满而痛；肾开窍于耳，肾有热，则"耳鸣"。《新校正》将原方中的芍药（酸）易为大黄（咸），置入五味化生图，正合图中大方之规律。

大泻肾汤五味化生图解

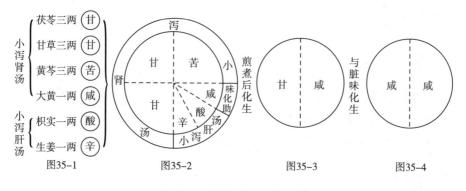

图 35　大泻肾汤五味化生图

大泻肾汤以两甘一苦一咸加小泻肝汤一酸一辛六味成方（见图35-1、图35-2）。经煎煮，甘苦化咸，咸与咸并。辛酸化甘，甘与甘并，化生成一甘一咸（见图35-3）。服之入脏，甘与脏之用味苦，化生成两咸（见图35-4），咸以润燥。

大泻肾汤五行化生图解

大泻肾汤以阴退为泻，两甘一苦一酸一辛一咸。辛，土体木用。甘，水体土用。咸，全体火用。酸，木体金用。苦，火体水用。

大泻汤均取各脏体味组合成方，唯本脏的体味重出，成两甘，其量是大泻方总量的一倍。量大者为君，主补。苦是甘的半量，为佐臣。余味为佐使，以五脏承平为目的。

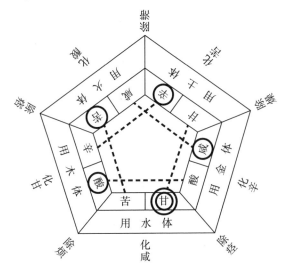

图36 大泻肾汤五行化生图

【原文】

小补肾汤

治精气虚少，骨蒸羸瘦，脉驶者方。

地黄　竹叶　甘草各三两　泽泻一两

上四味，以水八升，煮取三升，日三服。

若小便血者，去泽泻，加地黄为四两半；大便下血者，去泽泻，加伏龙肝如鸡子大；苦遗精者，易生地黄为熟地黄二两；小便冷，茎中痛，倍泽泻为二两；少腹苦迫急，去泽泻，加牡丹皮一两半；小便不利者，仍用泽泻；心烦者，加竹叶一分；若腹中热者，加栀子（打）十四枚。

【新校正】

小补肾汤

治虚劳失精,骨蒸腰痛羸瘦,脉驶者方。

治肾虚,小便遗失,或多余沥,或梦中交媾,遗精不禁,骨痿无力,四肢清冷者方。

地黄　竹叶　甘草（炙）各三两　泽泻一两

上四味,以水八升,煮取三升,日三服。

苦遗精者,易生地黄为熟地黄,倍其量为六两;烦热气逆,欲作风痉者,加竹叶一两半;小便短涩,茎中痛者,加甘草一两半;少腹膨胀者,加泽泻一两半;大便见血者,去泽泻,加伏龙肝如鸡子大;失溺不禁及失精者,去泽泻,加萸肉三两;小便不利者,仍用泽泻;足胫清冷者,加附子一枚（炮）。

小补肾散

滑石　白垩土　石英各三两　磁石一两

【解读】

《五脏法要释》作"治精气虚少,骨蒸羸瘦,脉驶者方。"《校注讲疏》作"治虚劳失精,腰痛,骨蒸弱（羸）瘦,脉数（驶）者方。"

《五脏法要释》云:"地黄、竹叶二苦为补肾之正品,甘草味甘以葆肾体。甘苦化咸,致津液而除燥。甘苦并行,阴气静密,相火乃伏,精脏完固也。"肾主精,精脏即肾脏也。精气被夺则神疲倦怠,意不守舍,体虚衰弱,肌痿肉消,骨蒸羸瘦,大气已败。水火不相既济,则心悸、脉快。

加减法

苦遗精者,易生地黄为熟地黄,倍其量为六两:《药释》云:"地黄,味苦甘。主男妇内崩出血,补不足,益力气。"《本草经集注》载地黄"逐血痹,填骨髓,长肌肉……主男子五劳七伤"。《名医别录》中有生地黄、干地黄,但无生、熟之分。据《神农本草经贯通》云:"古方只有干地黄、生地黄,从无用熟地黄者。熟地黄乃唐以后制法。"唐代的起止时间是公元 618～907 年，而南北朝时期的陶弘景生活于公元 456～536 年。陶弘景在书成后即卒，早于唐代立国 80 多年。看来生、熟地黄之易当有误，非陶弘景手笔。

烦热气逆，欲作风痓者，加竹叶一两半：《药释》云，苦竹叶"味苦，平。止烦渴，下气止咳逆，筋溢出"。苦竹叶入心肾，除烦躁，泻心益肾，交泰水火。竹叶种类甚多。今临床所用淡竹叶，别名鸭跖草。陶弘景所用为苦竹叶，故当区别开来。

小便短涩，茎中痛者，加甘草一两半：甘草以味取功，味甘泻肾中之火，解肿毒；佐竹叶、地黄，甘苦化咸以润之。

少腹膨胀者，加泽泻一两半：少腹胀满，水邪作祟，加泽泻以利之。

大便见血者，去泽泻，加伏龙肝如鸡子大：泽泻味咸，咸软坚，不利于血，并且病在血不在水，故去泽泻。伏龙肝甘淡渗湿，补脾摄血，以甘代咸。

失溺不禁及失精者，去泽泻，加萸肉三两：山茱萸味酸收涩，补肾固精。水精同源，恐利水损精，故去泽泻。

小便不利者，仍用泽泻：《药释》谓泽泻："味咸淡。主宿水在中，利小便。"

足胫清冷者，加附子一枚（炮）：用附子，意在补阳益阴，阳生阴长。

小补肾汤加减虽多，仍是以五味气化补泻为准则。

小补肾汤五味化生图解

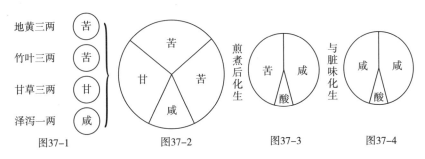

图 37　小补肾汤五味化生图

小补肾汤有两苦一甘一咸（见图 37-1、图 37-2）。经煎煮，甘苦化咸，咸苦化生酸，成苦、咸、酸（见图 37-3）。入脏后，苦与脏之用味甘生成咸，两咸以润肾；一小量之酸，补金泻木（见图 37-4）。

小补肾汤五行化生图解

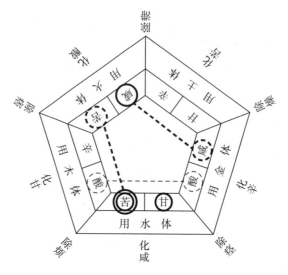

图 38　小补肾汤五行化生图

小补肾汤两苦一甘一咸。苦，火体水用，土之化味。甘苦化咸，咸以润肾，泻肺补火。

【原文】

大补肾汤

治精气虚少，腰痛，骨痿，不可行走，虚热冲逆，头晕目眩，小便不利，腹中急满，脉软而驶者方。

地黄　竹叶　甘草各三两　桂枝　泽泻　干姜　五味子各一两

上七味，以长流水一斗，煮取四升，温分四服，日三夜一服。

【新校正】

大补肾汤

治精气虚少，腰痛，骨痿，不可行走，虚热冲逆，头晕目眩，小便不利，脉软而驶者方。

治小便浑浊，时有余沥，或失便不禁，腰痛不可转侧，两腿无力，不能行走，此为骨痿。

地黄　竹叶　甘草（炙）　桂枝各三两　泽泻　干姜　五味子各一两

上七味，以长流水一斗，煮取四升，温服一升，日三夜一服。

大补肾散

滑石　白垩土　石英　琅玕各三两　磁石　雄黄　曾青各一两

【解读】

《五脏法要释》在"脉软而驶"前面少"腹中急满"四字，注云："此即小汤加入小补肝汤内之桂、姜、五味，于《金匮》青龙五案是镇冲之术，降相火之道也，识之。"

大补肾汤乃小补肾汤加小补肝汤。肾虚证见精少，骨痿，腰痛，五劳七伤，乃病极之证。水不制火，虚火四起，真水泛滥，冲逆不定，在上则头晕目眩、心悸脉快，在下则小便不利、腹中急满（因肾与膀胱相表里）。"肾主骨，肝主筋"，肾虚则精不足、骨痿废，肝虚则病筋萎，故当肝肾同补，五脏互调，方能起痿废。小补肝汤中的桂枝、五味子，平肝以降冲逆，从"汤液经法图"可以看出，它们能补肝以制脾土，土受刑，土不制水，水自旺。小补肾汤滋阴以降相火。一脏有病，五脏通补。

《素问·痿论》云："肾者水脏也，今水不胜火，则骨枯而髓虚，故足不任身，发为骨痿。"又云："肾气热，则腰脊不举，骨枯而髓减，发为骨痿。"骨痿，阴精不足，虚热灼髓，骨功能减弱，肢体痿废乏力。"肾主骨"，骨之病皆责于肾，如现在骨髓瘤、骨癌等骨病，皆属其范畴。

大补肾汤五味化生图解

大补肾汤由小补肾汤两苦一甘一咸、小补肝汤两辛一酸组成（见图39-1、图39-2）。经过煎煮，甘苦化咸，咸与咸并，辛酸化甘，成一苦一咸一甘一辛（见图39-3）。入脏后，苦与甘化咸，辛与子脏酸化甘，成两咸两甘，咸已肾之苦燥（见图39-4），甘咸不化以除燥。

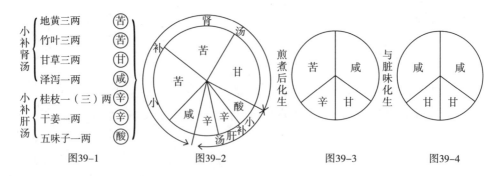

图 39　大补肾汤五味化生图

大补肾汤五行化生图解

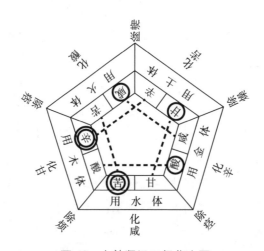

图 40　大补肾汤五行化生图

大补肾汤左旋阳进为补，其药七味，两辛一咸两苦一酸一甘。两苦，水用火体，补肾为君；两辛，木用土体，子令母实；咸，火用金体；酸，金用木体；甘，土用水体。

衣之镖师兄按："此篇所列大泻汤、散法，悉是小方加母脏泻方之佐、监臣，及子脏泻方之监臣各一两；大补汤、散法，悉是小方加子脏泻汤之君臣者，上四味俱作三两，余味俱作一两。所加均为益其相生，即制其所克，助以母气者。如《难经》之义，'母能令子虚''子能令母实'也。"

陶弘景完全以"气化"贯穿制方之始终，将阴阳、五行、五脏及六气、六味巧妙地结合在一起，形成一套完整的五脏辨证法则，既有"理"有

"事"，又有"体用"。

先师张大昌在《五脏法要释》中云："此书幽潜千载，历朝少见。然视其当时已有别本，观其文气，非经一人之手，其间错讹倒置，无处无之，而细读书内体制法度，皆基于五行生克之理，阴阳生克之道，方方对承，药药互根，斡旋如连环无痕，谨严似轮齿纤恰，迹象昭明，事理兼备。今者就科列表，缀于篇末，庶或得失有补云尔。"

此系先师对此书之总结，从前两句可以看出，本书原卷子当是比较精简，后经多人传抄，多次修改，舛误错讹处处有之。后句之评论，虽寥寥数语，但言简意赅，字字珠玑，句句中的，已将书中玄机层层道破。其体制法度，皆基于五行生克乘侮之理，阴阳互生之道。此书"历朝少见"，实医学之瑰宝。

下面将大小补泻汤示意表，录于下，以作参考。

表1　大小泻汤示意表

大泻汤							
肝	芍药	枳实	生姜	左皆克胜为事，然内寓化机。	黄芩	大黄	甘草	左亦克胜为事，而兼承以所生之味。
心	黄连	黄芩	大黄		生姜	甘草	枳实	
脾	附子	生姜	甘草		大黄	枳实	黄芩	
肺	葶苈子	大黄	枳实		甘草	黄芩	生姜	
肾	茯苓	甘草	黄芩		枳实	生姜	大黄	
小泻汤							

从上表可以看出陶弘景的用药及组方规律。小方第一味是主泻药（君药），第二味是佐君药（臣药），第三味是参化味药（使药）。君药是专药，只有本脏使用，在五脏之泻汤中只出现一次，即"国无二君"。臣、使药则五脏互用，其位置的不同，意味着功能的改变，也意味着下一时态的变化。

大方中的加味药，即是子脏之泻方中的臣、使药加本脏之助化味药。同一味药可在五脏互用，如枳实，在肝为臣药，在心为助化味药，在脾为监使药，在金为参化味药，在水为监臣药。大泻方之后三味，乃子脏之小泻方去君药，加一味助化味药，用量仅是小泻方的三分之一量，意不在泻而在调理。

表2　大小补汤示意表

大补汤									
肝	桂	干姜	五味子	薯蓣	左亦克事，然是全面体用，而以成味为承，虚亦不能自化也。	牡丹皮	旋覆花	竹叶	左补子扶母，制贼伏侮者也。
心	牡丹皮	旋覆花	竹叶	山茱萸		人参	甘草	干姜	
脾	人参	甘草	干姜	术		麦冬	五味子	旋覆花	
肺	麦冬	五味子	旋覆花	细辛		地黄	竹叶	甘草	
肾	地黄	竹叶	甘草	泽泻		桂	干姜	五味子	
小补汤									

　　小补汤中有两用味药、一体味药、一助化味药；大补汤在本脏小补汤的基础上，加子脏之小补汤，而去助化味药。其用药依照五行属性，五脏互用。小补汤中，唯助化味药不可相互借用，君药只有母脏可借用。在小补肝汤中，桂枝唯于母脏中作佐使药用；干姜为臣药，在火为监使药，在土为监臣药，在水为使药，唯在金（克我者）不能用；五味子为监臣药，在土为监使药，在金为臣药，在水为监使药。其他五脏类推。

　　这些方药的组合变化多端。小补汤有四味药，如小补肝汤，前三味为小补汤之气化药，后一味是助化味药，增"苦急"之所需。其药味不直接参与治病，经气化，生成新的所需味。大补汤五脏皆补，大泻汤五脏皆泻，使五脏协调，达到以养为治的目的（详见大补汤之五行化生图）。

　　先师张大昌在《五脏法要释》中，将补泻诸方列表以示后人，形成对前文之总结。他将前面大、小补泻诸方，按照阴阳五行、气味化机，排成表格，令人一目了然。今在此借用之。

　　小补汤皆用干姜，干姜辛辣，以补为用。泻汤中，干姜均改用生姜，同为辛味，药变而味不变。生姜，每脏必用之，降逆止呕，并可矫正药味。

　　五脏各方中，不论是补是泻，皆依五味气化与五行属性组成方剂。一脏有病，五脏不安。用药、制方皆以五脏生克为基础，治一脏安五脏，行行相扣，如环无端。每一味药，皆以生克为用，乘侮互防。此卷子虽纰缪错漏难免，然而存良去莠，仍可见经方熠熠光辉。

救误方

【原文】【原文】【新校正】

陶曰：又有泻方五首，以救诸病误治，致生变乱者也。

【解读】

五救误方，由位于"汤液经法图"五角处相邻的不相合化之药味组方。五救误方之证，临床上因误治而得者有之，因直中而得者有之。其病寒热交错，虚实夹杂，非正方所能治，故另辟蹊径，举五救误方以补五脏正方之缺，实出圣人之心。

【原文】

泻肝汤

救误用吐法，其人神气素虚，而有痰澼，呕吐不止，惊烦不宁者方。

芍药　枳实（熬）　代赭石（烧）　旋覆花　竹叶各三两（呕甚者，加生姜作六味）

上方五味，以水七升，煮取三升，温分再服。

【新校正】

救误小泻肝汤

治用吐法后，其人气血壅阻，腹痛烦满，痈肿成脓者方。（据《金匮要

略》文补）

  芍药　枳实各三两

  上方二味，以水五升，煮取二升，温分再服。

  救误小泻肝散

  硫黄　白矾各三两

【解读】

  五救误方中，五小方皆系《新校正》补入。

  《金匮要略·妇人产后病脉证治》云："产后腹痛，烦满不得卧，枳实芍药散主之。"又，枳实芍药散加桔梗、鸡子黄，名排脓散，主痈脓。

  本方含芍药、枳实两酸味，即小泻肝汤去生姜，活血理气，祛积止痛。先师所著《处方正范》谓之小方。小方单行，治证单纯，药效快捷。

【新校正】

救误大泻肝汤

  救误用吐法，其人神气素虚，有痰澼发动，呕吐不止，惊烦不宁者方。
  芍药　枳实（熬）牡丹皮　旋覆花　竹叶各三两
  上方五味，以水七升，煮取三升，温分再服。
  心中懊恼者，加豉一分，易竹叶为竹茹三两；言语善忘者，加杏仁三两。

  救误大泻肝散

  硫黄　白矾　凝水石　磁石　白垩土各三两

【解读】

  《五脏法要释》云："此汤之组成是泻肝汤二味，小补心（心包）汤三味。盖误以吐越引起心中虚阳上逆，触动肝风，下煽痰澼，阴邪得随势而作逆，宜为惊烦、呕吐焉。此方要妙在于酸苦除烦，为口诀也。"

  本条是因误用吐法而引发的病变，过吐则伤阳动阴，阴阳不平，风起痰盛。制方依据五脏的相互关系，泻本脏而补子脏。

小泻肝汤有两酸味药，酸泻肝，抑肝用；小补心（心包）汤之三味则补子以使母平。五味等量而成泻肝、补心汤。味咸补心以制金，金气受刑，肝不受制，体用自平，五脏和谐无病。

泻肝汤治神气素虚之人，因误用吐法，损津耗液，更伤其神，而致病情加重。枳实、芍药味酸，旋覆花、牡丹皮味咸，酸咸化辛，辛味补肝泻脾，以调平五脏。竹叶味苦，与辛不化而除痞，痞去则气通。

五救误方证，虚多实少。救误大泻肝汤中，两酸虽泻，实赖小补心（心包）汤中之两咸。咸酸化辛，与竹叶之苦味，均在汤液经法图心、肝之夹角处，说明本方证属于脏气虚弱，五脏有失平衡，故用辛苦不化而除痞。再则，本方泻肝量轻，补心量重，足知误吐伤肝更损心。

先师张大昌批注"中研本"本条云："此方义是素系血内有伏热之人，一误吐越，即使肝阳上逆，而心神失收，故证如是。此五方借治甚宽，真不可少之秘宝也。此方借治煎厥如神。"

加减法

呕甚者，加生姜作六味：生姜下气以止呕，辛酸化甘降冲逆，辛咸不化除躁烦。"作六味"三字则加重语气，意在强调成六味复方之治。本救误汤为救误大泻肝汤加生姜，等于恢复小泻肝汤原方。本方由小泻肝汤三味加小补心（心包）汤三味组方，并且剂量相等，属于泻肝、补心各半汤。另一层意思，生姜为五蔬之一，意在补给，泻中寓补。

心中懊恼者，加豉一分，易竹叶为竹茹三两：豉味咸，吐胸中烦气，除心中懊恼。《名医别录》"淡竹叶"条云："其皮、茹（即竹茹——著者注）微寒，主治呕哕，温气寒热，吐血，崩中，溢筋。"《中药大辞典》"竹茹"条引《本草经集注》，又名竹皮、竹二青、淡竹茹。其功能与苦竹叶有别，竹茹更偏于治呕哕。

言语善忘者，加杏仁三两：《名医别录》"杏核"条云："主治惊痫，心下烦热……"言语善忘，为神病，心主神，故加杏仁。

【原文】

泻心汤

救误用清下，其人阳气素实，外邪乘虚陷入，致心下痞满，食反不下，利反不止，雷鸣腹痛方。

黄连　黄芩　人参　甘草（炙）　干姜各三两

上方五味，以水七升，煮取三升，温分再服。下利甚者，加大枣作六味。

【新校正】

救误小泻心汤

治用清下法后，邪气内陷，烦热痞满，腹痛下利者方。（据《本草经集注》新补）

黄连　黄芩各三两

上方二味，以水五升，煮取二升，温分再服。

救误小泻心散

丹砂　代赭石各三两

【解读】

五救误小泻汤，方制相同。

本方芩、连系两苦味药，味单药少，直达病所，专清热陷于里，治腹痛泻利。

【新校正】

救误大泻心汤

救误用清下，其人阳气素实，外邪乘虚陷入，致心下痞满，食不下，利反不止，雷鸣腹痛者方。

黄连　黄芩　人参　甘草（炙）　干姜各三两

上方五味，以水七升，煮取三升，温分再服（一方有细辛，作六味）。

呕甚者，加半夏一分，易干姜为生姜三两；下多腹痛者，加大枣十二枚（擘）。

救误大泻心散

丹砂　代赭石　赤石脂　石英　雄黄各三两

【解读】

其人阳气素实，误用清下，致使邪热内陷，结于心下而成痞。救误泻心汤，辛苦不化而除痞，在汤液经法图中，其位在火木之间。本方热陷较深，君臣佐使之用药量相等。

《五脏法要释》云："此方与仲景《伤寒论》泻心三汤相同，虽其主因缘误下中虚，邪气内陷乃而成痞，其证呕甚，利甚，呕利，并作咳唲。主治仍在中虚而为痞，如汤液图法辛苦除痞为诀窍，其间分量如伤寒之灵活转变，为心得也。"

连、芩与姜，辛苦除痞；参、草，味甘乃脾之用，其方泻心而补子脏。脏气和，痞则开，食下，水消，利止。

加减法

呕甚者，加半夏一分，易干姜为生姜三两：半夏、生姜降逆，止呕吐。

下多腹痛者，加大枣十二枚（擘）：泻心（心包）汤加大枣成六味，大方之数。枣味甘，又为五果之属，以助参、草。加味后，方制与《伤寒论》三泻心汤相同，只是量上有些出入。

【原文】

泻脾汤

救误用冷寒，其人阴气素实，而阳气遏阻不行，致腹胀满，反恶寒不已者方。

附子（炮）　干姜　麦门冬　五味子　旋覆花各三两

上方五味，以水七升，煮取三升，温分再服。一方有细辛，作六味。

【新校正】

救误小泻脾汤

治误用冷寒法，致生痰澼，饮食不化，胸满短气，呕沫头痛者方。（据《外台秘要》引《古今录验》补）

附子三枚（炮）　生姜三两（切）

上方二味，以水五升，煮取二升，温分再服。

救误小泻脾散

阳起石　伏龙肝各三两

【解读】

附子与干姜暖中祛寒，回阳救逆，助阳光以消阴翳，阳盛阴退，脾胃盛则痰澼消，诸证自灭。此为以热制寒法。

《古今录验》云："姜附汤，疗冷，胸满短气，呕沫头痛，饮食不消化方。"在药物用量上有别。

【新校正】

救误大泻脾汤

救误用冷寒，其人阴气素实，卫气不通，致腹中滞胀，反寒不已者方。

救误服过冷药，其人卫阳不行，致腹中胀满，气从内逆，时咽中呛，唾寒不已。

附子（炮）　干姜　麦门冬　五味子　旋覆花各三两

上方五味，以水七升，煮取三升，温分再服。一方有细辛，作六味。如人行十里时，若痰吐不利者，易旋覆花为款冬花三两；喘者，加杏仁一分。

救误大泻脾散

阳起石　伏龙肝　石绿　曾青　硝石各三两

【解读】

《五脏法要释》云："此方系阴寒之人，又兼误用寒冷，致阳气削落，一蹶不振，非姜附，无通阳之力。门冬、五味保肺以供化气之助；旋覆花祛胸中浊阴，以畅气之通途，其手眼在辛咸除积上。一方有细辛，以其能通心络，可助宣畅气机，故当从之。况前方皆有云六味者乎。"

阳虚体质，固有寒冷，今又误用寒冷，雪上加霜，阳气受挫，使病情加重，证见腹痛，胀满，恶寒，故取四逆汤为正治法，方义在于辛咸除积滞。

本方加细辛成六味，为大泻脾汤之数。细辛味辛，可助姜、附之力，与旋覆花辛咸除积。泻脾两味，补肺四味，符合方制六味之数。附子、干姜回阳救逆，加细辛以助其力；辛咸使积滞去而气通，辛酸化甘，滋阴生阳，阴化阳长则病愈。

观以上心、肝两脏方制，因证加味，非果即蔬。本脏方中缺如，疑似不合方制。

加减法

若痰吐不利者，易旋覆花为款冬花三两：旋覆花味咸，治在下气去痰；款冬花味辛，意在温肺散寒。款冬花代旋覆花，于药理不和，与证不符。

喘者，加杏仁一分：杏仁五果之数。

【原文】

泻肺汤

救误用火法，其人血素燥，致令神识迷妄，近似于痴，吐血衄血，胸中烦满，气结不畅者方。

葶苈子　大黄　生地黄　竹叶　甘草各三两

上五味，以水七升，煮取三升，温分再服（依上方剂，恐此句下有缺，应□□□作六味者）。

【新校正】

救误小泻肺汤

治用火法后，邪气结闭气分，面目浮肿，黄疸，鼻塞上气者方。（据《神农本草经》《外台秘要》引《备急千金要方》补）

葶苈子（熬黑，捣如泥） 大黄各三两

上二味，以水五升，煮取二升，温分再服。

救误小泻肺散

芒硝 禹粮石各三两

【解读】

葶苈子、大黄两咸，降肺气，利痰涎，润肺燥，清肺热，则邪气闭结开，气通邪祛而病消。

【新校正】

救误大泻肺汤

治误用火法，其人血素燥，致令神识迷妄如痴，吐血衄血，胸中烦满，气短急，小便反数赤者方。

救误用火法，其人津液素少，血燥，致生肺痿，胸中痞而气短者方。

葶苈子（熬黑，捣如泥） **大黄 生地黄 竹叶 甘草**（炙）各三两

上五味，以水七升，煮取三升，温分再服。

少腹急者，加栗子仁十二枚；茎生痛者，易甘草为白茅根三两。

救误大泻肺散

芒硝 禹粮石 滑石 白垩土

【解读】

本条是说平时血燥之人，误用烧针、蒸汗等火法，致使火盛而伤血，血病伤神，致神识迷妄，吐血、衄血，胸中烦满，气结血瘀，血不循经等证。治在甘咸除燥。

《五脏法要释》云："此方是泻肺汤二味加补肾汤三味，依陶氏图法，谓是甘咸除燥者为主。火逆动血，同类相引，火能克金，邪必犯肺者，亦常情也。夫气为血帅，泻肺母乃宜乎。然不滋不清，曷以奏功？大黄、生地并用，《千金》称为秘方，允哉！"

葶苈子、大黄味咸，泻心肺之火。生地黄、甘草、竹叶甘苦以滋心肾。甘咸除燥，抑火则病愈。

加减法

少腹急者，加栗子仁十二枚：《备急千金要方》云："栗，味咸。肾之果。"加栗子仁符合甘咸除燥法。

茎生痛者，易甘草为白茅根三两：白茅根味甘，清膀胱热，利小便。

【原文】

泻肾汤

救误用汗法，其阳气素虚，阴气致而逆升，心中动悸不安，冒，汗出不止者方。

茯苓　甘草　桂枝　生姜　五味子各三两

上方五味，以水七升，煮取三升，温分再服。（按：下当有"□□□作六味"云云。佚药当是白术。）

【新校正】

救误小泻肾汤

治用汗法后，口渴，小便不利者方。（据《处方正范》遗稿补）

茯苓　甘草各三两

上二味，以水五升，煮取二升，温分再服。

救误小泻肾散

乳石　石膏各三两

【解读】

上方系泻肾汤之一半，纯为甘淡利尿剂。

【新校正】

救误大泻肾汤

救误用汗法，其阳气素虚，致令阴气逆升，心中动悸不安，冒，汗出不止者方。

救误用汗法，其人血气素虚，冲气盛，致令其人心中悸动不安，汗出头眩，苦呕逆，不能饮食，或四肢逆冷，腹中痛者方。

茯苓　甘草　桂枝　干姜　五味子各三两

上方五味，以水七升，煮取三升，温分再服。

腹中痛者，易五味子为芍药三两；奔豚者，加李仁三两。

救误大泻肾散

乳石　石膏　琅玕　雄黄　曾青各三两

【解读】

此泻肾汤方制，乃酸甘除逆法，泻肾补肝，在于承平五脏，祛邪安正。

《五脏法要释》在本条下云："以下当云若□□者，加□□作六味。□□为佐药，当是白术，冲逆以冒眩为先征故也。"

《五脏法要释》又云："本方之味是小泻肾汤原药，后三味是补肝汤之半。若依陶氏图表释者，乃酸甘除□法，却与《金匮要略》痰饮篇内误与小青龙汤之救法之桂苓味草汤同，其因亦同。盖肾心虚之人，浮火愈多，一经误汗，幸而未致亡阳暴脱，内之水浊必乘虚而逆上来冲心，动冒不安之态于是出焉。《金匮》曰冲气，此曰阴逆，名虽殊而理事同也。观《伤寒》欲作奔豚，心中悸，都从苓、桂、草，启示汝意晓半矣。名以泻肾者，肾邪乃水气也。"

泻肾汤治阳气素虚之人，因误汗而阳气再次受挫，致使逆乱不堪。苓、草与五味子，甘酸除逆；苓、草与姜桂，辛甘化苦，补阳行水以降冲逆。

误汗伤阳损阴，致使水邪上逆，心受扰则动悸不已，甚者冒眩，仲景治以桂苓味草汤、苓桂术甘、奔豚汤，平水降逆。《校注讲疏》云："误治之说，《伤寒论》中就有记述，其中所载结胸、心下痞、奔豚等病……它们都具有外感邪气未清，又有脏腑气血阴阳虚损的特点，多是平素既有旧病，复感外邪所引发，或误用汗、吐、下三法，或用药过寒、过热，或误用火法、溲法等所成之坏病。"又云："此篇所列大泻汤、散法，上二味是本君臣，即小方，下三味为其所生之补方，俱作三两。此所谓邪实则正虚之义，泻实则补之也。"

以上五救误方，皆素有旧疾，又因误治而病情更加复杂化。其方制与五脏补泻方不同，如泻肾汤，因汗伤阳，阴虚火动，治在泻肾，然泻肾者两味，补肝者三味，加李仁成四味，七味量相等，补肝大于泻肾，脏实当泻，大补子脏，似主副颠倒。泻肾用两甘，补肝两辛一酸，辛酸化一甘，余一辛与肾甘化苦，苦泻肾，酸苦不化除烦，以化机制方。

治劳损病方

【原文】【新校正】

陶云：经方有救诸劳损病方五首，然综观其意趣，盖亦不外虚候［诸］方加增而已。录出以备修真之辅，拯人之危也。然其方意深妙，非俗浅所识。缘诸损候，脏气互乘，［每挟滞实］（虚实错杂）。药味寒热并行，补泻相参，先圣遗奥，出人意表。汉晋已还，诸名医辈，张机、卫汜、华元化、吴普、皇甫玄晏、支法师、葛稚川、范将军等，皆当代名贤，［咸］师式此《汤液经法》，愍救疾苦，造福含灵。其间增减，虽各擅［新］（其）异，似乱旧经，而其旨趣，仍方圆之于规矩也［，治疗劳损之方，乃起死之秘药，谨当择用之］。

【解读】

陶弘景集治劳损病方五首，其目的是为修真而备，治病祛疾，救人于水火之中。虚损之疾，皆因劳损已久，体质渐耗，脏腑之间，生克失序，相乘相侮，功能紊乱，病情虚实夹杂，寒热相兼，乃五脏方中所不备。治疗当寒热并用，补泻互参。五劳损方之方制严谨，义理深奥。

历代诸名医辈，皆遵《汤液经法》，咸通其奥，灵活运用，各展其长。《辅行诀五脏用药法要》前半部分以阴阳五行、五味互化，论五脏用药；又恐不能尽治其病，后半部分利用五味不相合化的特点，制五救误方；仍有不尽意之处，故又列五劳损方于后，以示后人。陶弘景谆谆告诫，彰显了圣人"愍救疾苦，造福含灵"之良苦用心。

【原文】

养生补肝汤

治肝虚，筋极，腹中坚澼，大便闭塞者方。

蜀椒（汗）一升　桂心三两　韭菜（切）一把　芍药三两　芒硝半斤
胡麻油一升（一本无芍药，有桃奴十四枚）

上五味，以水五升，先煮椒、桂、韭叶、芍药四味，取得二升讫，去滓，
内芒硝于内，待消已，即停火。将麻油倾入，乘热急以桑枝三枚，各长尺许，
不住手搅，令与前药相和合为度，共得三升，温分三服，一日尽之。

【新校正】

小养生补肝汤

治肝虚，筋极，腹中坚澼，大便闭塞者方。

治虚劳，腹中坚澼，便闭不行方。

麦门冬三两　葶苈子六两（熬黑，捣如泥）　干姜三两　葱叶十四茎
（切）　桃奴十四枚

上五味，以水七升，煮取三升，去滓，倾入麻油一升，再上火，乘热急
以桑枝五枚，各长尺许，不停手搅，令相得，取汤四升许，温服一升，日三
夜一服。

小养生补肝散

石绿三两　芒硝六两　雄黄三两

【解读】

小养生补肝汤中，麦门冬为金中金，补金泻肝，交互金木；葶苈子为火
中金，味咸，泻肺而补心；干姜为木中水，味辛，肝之君药，泻脾补肝；桃
为心之果，葱为肺之菜，麻油来自肺之谷。果、菜、谷，各适肝性。六味药

（含麻油）各入其脏，以金木相互关系组成本方，正符合陶弘景"天人合一"的制方思想。

《备急千金要方》云："肝应筋，筋与肝合。"肝虚筋极而致病，则脚手挛急，筋缩引卵腹痛，舌謇语涩，治当辛咸除积，积去肝和，筋得濡养，坚癖散，便秘通。

治劳损方中，加五菜、五果、五谷，为小补方；加五畜，为大补方。《敦煌古医籍考释》云："若欲作大汤者，补肝汤内加羊肝，补心加鸡心，补脾加牛肉，补肺加犬肺，补肾加猪肾，各一具，即成也。"《法要研究》云："若欲作大汤、散者，补肝汤内加鸡肝，补心加豕心，补脾加牛脾，补肺加犬肺，补肾加羊肾，各六两。"

《辅行诀五脏用药法要研究》中说：小养生补肝汤"加鸡肝，成大方。再看其症状，肝合筋，肝虚则筋急，筋失所养，腹中坚癖，大便闭塞，木土相承制。"五畜乃血肉有情之物，谷、畜、果、菜乃养命之本。五劳七伤六极，皆素痼旧疾，非大方不能起沉疴。

【原文】

调神补心汤

治心劳，脉极[①]，心中烦，神识荒惚方。

旋覆花一升（一方作牡丹皮四两）　人参三两（一方无）　栗子（打，去壳）十二枚　葱叶十二茎　豉半升（一方作山茱萸）　栀子十四枚

上六味，以清酒四升，水六升，煮取三升，温分三服，日三。葱，一本作苣。

【新校正】

小调神补心汤

治心虚，脉极，神识荒惚，烦躁不宁者方。

治虚劳烦悸，疼痛彻背，惙惙气短，时有吐衄，心神迷妄者方。

生地三两（切）　茯苓六两　旋覆花三两　藿三两　栗子十一枚（捣碎）

上五味，以水六升，煮取三升，去滓，次内麦酒二升，煮取四升，温服一升，日三夜一服。

小调神补心散

滑石三两　乳石六两　硝石三两

【校注】

① 脉极：《中医大词典》："病证名，指血脉亏损，重急的疾患，又称血极。"《备急千金要方·心脏》："凡脉极者，主心也，心应脉，脉与心合，心有病从脉起。"脉虚极诸不足，则病心中烦，神志恍惚，心血虚少。

【解读】

"中研本"及《五脏法要释》中，本条作"治心劳"，而其余四条，皆作"治某虚"，故《新校正》将其更正为"治心虚"。

方中之栗子，乃肾之果，《名医别录》云："主益气，厚肠胃，补肾气，令人耐饥。"藿，《药释》载"味咸。归心，除胃中积"，乃心脾之菜，脾为心之子，此属补子实母法。麦酒，乃心之谷，麦之精，入脏以养心。地黄，味甘，为水中水，补肾之良药，小补肾汤用地黄为正补；小调神补心汤用之，泻水以益火。茯苓，味甘，利水而安神，走心脾两经。大方加猪心。

不难看出，调神补心汤治在交通心肾，既济水火，以谷、菜、果、畜为主，应《素问·脏气法时论》"五谷为养，五果为助，五畜为益，五菜为充"之义，治病必先养命，以养为治。

【原文】

建中补脾汤

治脾虚，肉极①，羸瘦如柴，腹中拘急，四肢无力方。

桂心二两　芍药六两　甘草（炙）二两　生姜（切）三两　大枣十二枚

黄饴一升

上五味，以水七升，煮取三升，去滓。内饴，更上火令消烊已，温服一升，一日尽之。

【新校正】

小建中补脾汤

治脾虚，肉极，羸瘦如柴，腹中拘急，四肢无力方。

桂心三两　芍药六两　甘草（炙）三两　生姜（切）二两　大枣十五枚（去核）

上五味，以水七升，煮取三升，去滓。内黄饴一升，更上火令烊已，温服一升，日三夜一服。

小建中补脾散

琅玕三两　硫黄六两　石英三两

【校注】

① 肉极：《中医大辞典》释："指肌肉痿弱困怠的疾患。《备急千金要方》：'凡肉极者，主脾也。脾应肉，肉与脾合。若脾病则肉变色。'证见身上如鼠走，多汗，四肢急痛，或软弱，唇口坏，皮色变。"

【解读】

脾主肌肉，为后天之本，主输布营养。肉极则营养不足，久则消羸成劳。脾主四肢，脾病则倦怠乏力，四肢酸懒。"土居中央，以灌四旁"，脾有病，不能灌输，五脏必受累，五脏虚则殃及全身。故用小建中补脾汤以全脾性。

生姜为脾之菜，《药释》云："味辛芬。除秽恶，通诸经滞气，为止呕圣药。"大枣，味甘，补中益脾，疗心中悬饥，为脾之果。黄饴，即黍米，脾之谷，养五脏，补脾缓中，益气消食。桂枝，味辛，温阳补中。芍药，味酸，用量最大，活血益阴。甘草，味甘，与桂辛甘化苦，解脾之苦燥；与芍药酸甘解挛而止痛。小建中补脾汤即是《伤寒论》之"小建中汤"。小建中补脾汤加牛脾成大方，调五脏，补脾之虚损肉极。

【原文】

宁息补肺汤

治肺虚，气极[①]，烦热汗出，口舌渴燥方。

麦冬二升　五味子一升　芥子半升（一本无芥子，有李子半升）　竹叶三把（一本无竹叶，作藿，当从）　旋覆花一两　白蔹五升

上六味，但以白蔹浆共煮，取得三升，分温三服，日尽之。

【新校正】

小宁息补肺汤

治肺虚，气极，烦热汗出，鼻中干燥，时咳血出者方。

治胸中烦热，汗出气乏，不能报息者方。

牡丹皮三两　黄连六两　**五味子**三两　韭三两（切）　李八枚（去核）

上五味，以白蔹浆七升，煮取四升，温服一升，日三夜一服。

小宁息补肺散

凝水石三两　丹砂六两　曾青三两

【校注】

① 气极：《中医大辞典》释："病症名，六极之一。指气虚重证，多因脏气不足，正虚邪袭所致。"

【解读】

"中研本"、《五脏法要释》中的"口舌渴燥"句，《新校正》更改为"鼻中干燥"。

肺虚，证见烦热汗出，鼻中干燥。肺主输布、肃降，肺失其正常功能，

则营养不足，久之则成劳损，虚赢气乏，烦热汗出，虚而不摄，时有咳血。

《药释》云："李，味苦，寒，除痼热，调中。"李为肝之果，在金为用，泻肝以防过克；白截浆，黍稷之精，味酸，润肺，益阴润燥，"润气燥，止胸痛"；韭，"味酸，温，无毒，调血脉"。小宁息补肺汤治在交互金木。

【原文】

固元补肾汤

治肾虚，精极，遗精失溺，气乏无力，不可动转，唾血咯血方。

地黄（切）　薯蓣（切）各三两　薤白四两　甘草（炙）三两　干姜二两苦酒一升。

一本无薯蓣、甘草、干姜，有附子（炮）三枚，竹叶三两，苦杏（去核）十枚。

上六味，以井水五升，合苦酒，内诸药，煮取三升，每服一升，日尽之。

【新校正】

小固元补肾汤

治肾虚，精极①，遗精失溺，气乏无力，不可动转，或时有下血者方。
腹中时痛，下利不止者方。

人参三两　附子二大枚（炮）　竹叶三两　薤白四两　苦杏（去核）七枚（擘）

上五味，以井泉水四升，合苦酒三升，煮取四升，温服一升，日三夜一服。

小固元补肾散

赤石脂三两　阳起石六两　白垩土三两

【校注】

① 精极：六极之一。《素问·金匮真言论》云："夫精者，身之本也。"虚劳则生七伤六极，气血俱损，精关不固，至虚之候。

【解读】

"中研本"、《五脏法要释》中的"唾血咯血"句，《新校正》更改为"或时有下血"。

经云：肾为先天之本，主精。所以病虚则遗精，尿失禁，久之精极为劳，证见羸弱，气乏无力，头晕眼黑，甚者不能动转。水虚无以制火，虚热妄行则下血。

《药释》云：薤白"味甘。止利下肠澼，止脾痹痛，止一切失血、吐衄"，为肝之菜，实子益母。杏为心之果，"味酸。收耗气，止汗出"。苦酒为秫米（高粱米）之精，醋也，消肿下利，补脏，益阴生津，健胃消食。人参补脾益气，附子泻脾祛寒。

《新校正》说："此篇所列诸劳损，补法所治，皆虚中夹实，所谓正虚则生邪实也。五行以土为本，制以所官之主，承以所生之同，其道备矣。所官之泻主作六两，补之主及所生之同，俱作三两，此皆建中义。如建中，可治挛急，缓肝急也。"

小固元补肾汤中，附子一大枚约7.5克，两大枚则为15克。从方制上看，与上四方不合拍。如果这五个方都按小建中补脾汤中的白芍六两来计算，附子、黄连、葶苈子的用量则为每味六两。即使一日分四次服，量还是大了些。因为六两大约是今之90克，分四次服，一次也要20多克，还是怕患者耐受不了的，临床上应当慎用。

由此看出，补方之制是体用方互调互用，中央土则以体用自调；谷、菜、果、畜补养后天，供其营养，延续生命。治劳损五方乃养生之真方。

二十五味精品药

【原文】【新校正】

陶云：经曰，毒药攻邪，五菜为充，五果为助，五谷为养，五畜为益。尔乃大方之设，今所录者，皆小汤耳。

【解读】

衣之镖师兄认为，陶弘景所说之"经"即《汤液经法》，而《黄帝内经》中也有此说。本条明确指出了大小汤的方制特点与组方治疗的核心原则，请读者细细思量。

【原文】

陶隐居云：依《神农本草经》及《桐君采药录》，上、中、下三品之药，凡三百六十五味，以应周天之度，四时八节之气。商有□相伊尹，撰《汤液经》三卷，为方亦三百六十首。上品上药，为服食补益方者，百二十首；中品中药，为疗疾祛邪之方，亦百二十首；下品毒药，为杀虫、辟邪、痈疽等方，百二十首。凡共三百六十首也。实乃万世医家之规范，苍生护命之大宝也。今检录常情需用者有六十首，以备山中预防灾疾之用耳。□□□（以上残缺不知字数）检用诸药之要者，可默契经方之旨焉。经云：在天成象，在地成形。天有五气，化生五味，五味之变，不可胜数。今者约列二十五种，以明五行互含之迹，以明五味变化之用。如下：

味辛皆属木，桂为之主，椒为火，姜为土，细辛为金，附子为水。

味咸皆属火，旋覆花为之主，泽泻为土，厚朴为金，硝石为水，大黄为木。

味甘皆属土，人参为之主，麦冬为金，茯苓为水，甘草为木，大枣为火。

味酸皆属金，五味子为之主，枳实为木，豉为火，芍药为土，薯蓣为水。

味苦皆属水，地黄为之主，黄芩为木，黄连为火，术为土，竹叶为金。

此二十五味，为诸药之精，多疗五脏六腑内损诸病，学者当深契焉。

【新校正】

陶隐居云：依《神农本草经》及《桐君采药录》，上、中、下三品之药，凡三百六十五味，以应周天之度，四时八节之气。商有□相伊尹，撰《汤液经》三□□卷，为方亦三百六十首。上品上药，为服食补益方者，百二十首；中品中药，为疗疾祛邪之方，亦百二十首；下品毒药，为杀虫、辟邪、痈疽等方，百二十首。凡共三百六十五首也。实乃万世医家之规范，苍生护命之大宝也。今检录常情需用者有六十首，以备山中预防灾疾之用耳。《汤液》药本五味，味同者功有殊，亦本《采录》形色。味、形者，禀天地之气化成，皆以五行为类，又各含五行也（上四十字，藏经洞卷子传抄本空缺，为笔者据文义所补）。检用诸药之要者，可默契经方之旨焉。经云：在天成象，在地成形。天有五气，化生五味，五味之变，不可胜数。今者约列二十五种，以明五行互含之迹，变化之用。如下：

味辛皆属木，桂、琅玕为之主，生姜、伏龙肝为火，附子、阳起石为土，细辛、矾石为金，干姜、雄黄为水。

味咸皆属火，牡丹皮、凝水石为之主，大黄、禹余粮为土，葶苈子、芒硝为金，泽泻、磁石为水，旋覆花、硝石为木。

味甘皆属土，人参、赤石脂为之主，甘草、石膏为金，茯苓、乳石为水，薯蓣、云母为木，甘草（炙）、石英为火。

味酸皆属金，麦门冬、石绿为之主，枳实、白矾为水，芍药、硫黄为木，山茱萸、皂矾为火，五味子、曾青为土。

味苦皆属水，地黄、滑石为之主，黄芩、代赭石为木，黄连、丹砂为火，术、黄土为土，竹叶、白垩土为金。

此二十五味，为诸药之精，多疗五脏六腑内损诸病，学者当深契焉。

【解读】

"以备山中预防灾疾之用耳"句下有佚文，衣之镖师兄据文义，补入"《汤液》药本五味，味同者功有殊，亦本《采录》形色。味、形者，禀天地之气化成，皆以五行为类，又各含五行也"。这就是说，《汤液经法》依《神农本草经》以气味化生说药（"药本五味，味同者功有殊"）；依《桐君采药录》以形色辨药性（"味、形者，禀天地之气化成，皆以五行为类，又各含五行也"）。

为了学习方便，笔者将《五脏法要释》中的"二十五味精品药物表"附录于下。

表3　二十五味精品药物表

味辛皆属木	桂、琅玕 为之主	生姜、伏龙肝 为火	附子、阳起石 为土	细辛、矾石 为金	干姜、雄黄 为水
味咸皆属火	牡丹皮、 凝水石 为之主	大黄、禹余粮 为土	葶苈子、芒硝 为金	泽泻、磁石 为水	旋覆花、硝石 为木
味甘皆属土	人参、赤石脂 为之主	甘草、石膏 为金	茯苓、乳石 为水	薯蓣、云母 为木	炙甘草、石英 为火
味酸皆属金	麦门冬、石绿 为之主	枳实、白矾 为水	芍药、硫黄 为木	山茱萸、 皂矾 为火	五味子、曾青 为土
味苦皆属水	地黄、滑石 为之主	黄芩、代赭石 为木	黄连、丹砂 为火	术、黄土 为土	竹叶、白垩土 为金

《五脏法要释》曰："此表系陶氏归纳补、泻汤，分类而列者，含义殊深，直明五行互涵之迹，变化之情。今依其情义，释之如下，庶有证于讹失焉。小泻心（心包）汤是水克火，黄连为水中火，用之为主，虽克而无伤；黄芩为水中木，用之为副，木、火相通矣；反佐之大黄，为火中土（证见金条），与为主之黄连相生。一小泻心（心包）汤仅仅三味，其神奥如此，难怪为千

古师式。若以此汤类推，又义应如此。

"若即诸补汤而观之，以生为事。如理中，补脾之制，君药人参，土主；甘草臣，火生土；而干姜为佐者，木中土，虽克义而寓生事，所谓不克不化，克而始化；术为水中之土，用之土虚之病，则为侮邪伏也。他补汤义通此。

"果如其义，则此表似为妥稳。火条牡丹、土条薯蓣，就一本当从文合入，与其他抄本合出入。土条为木者，仍缺如，俟有见之同仁，嵌金可也。"

通过以上二十五味精品药，更加清楚了五行互含的逻辑性。如苦味，在肾为补，在心为泻。小泻心（心包）汤，是水克火，其中黄连是"水中火"，为君药，虽克而无伤，其意在于调节五脏生克乘侮关系；黄芩是"水中木"，为辅药，木、火相通，属母子关系；大黄味咸，为火属之土，心之用味，反佐芩、连，成咸苦化酸，以调平其心。五脏泻法皆如此。

三味药物选择之精辟，加之五行的生克，气味的化生，使方剂的组合变化多端。

万物以生为事，顺其性而承平之。畏克即是相制，其中寓生生之义。《五脏法要释》云："不克不能化生，有克有制约才有化生。"

【新校正】

又有药十三种，宜明其五行互含之事，以备心病方之用，如下：

通草为木中土，又为木中水；淡豆豉为木中火，又为水中木；升麻为土中金，又为土中火；栀子为水中木，又为水中火；戎盐为火中土；酢为金中水；瓜蒌为土中土；牡桂为土中火；干姜为木中水；薤白为水中土，又为水中金；白蔹浆为金中金，又为金中火；五味子为金中土，又为火中木；半夏为火中木，又为火中火。

【解读】

本条系《新校正》以他本补入。

《五脏法要释》曰："经云：主于补泻者为君。数量同于君而非主，故为臣。从于佐监者为使。"

汤液经法图

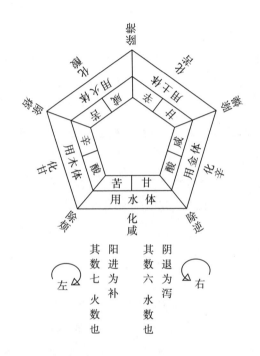

【解读】

在汤液经法图中，逆时针转，"阴退为泻"，其药六味，以应周天之水数，故五脏大泻方由六味药组成；顺时针转，属阳，前进为补，应周天之火数"七"，故五脏大补方由七味药组成。

【原文】【新校正】

陶隐居曰：此图乃《汤液经法》尽要之妙，学者能谙于此，则医道毕矣。

【解读】

依据"汤液经法图"中说明的五脏用药方式，对于每脏，皆以共同的形式组成补、泻两类方，每一类方中设大、小方各一首。选药则根据各脏的功能和特点，以及对五味的喜恶，选其所需。每首方剂以药物气味的厚重轻薄，设定补泻；又按药物自然气味的"化"和"不化"，选定精品药。

每首方剂中的所有药味都精准配伍。如小泻肝汤，芍药三两为主药，枳实三两为辅药，生姜三两乃参化味药。全方由两体味药、一用味药组成，三味药等量，每一味药为三份，经过煎煮，化生成三酸三甘，服之入脏，再与其本脏之用味"辛"生化成六个甘味，以甘缓其急。

补汤与泻汤相反，组方为两用味药，一体味药，加一化味药，较小泻汤多出六分之一"补母泻子"之味。

汤液经法图简而精地把五脏用药法画得淋漓尽致，理法方药全涵盖，真乃经方家之纲目，诚如先师张大昌赞云："真开天之鸿宝也。"

《汤液经法图》注释[1]

此图阐明五行生化、消长之义，而其子目应分四项，总以证明五行运用之事迹，俾学者实用无误焉。

五行单方体用补泻之定义，以用为补，以体为泻。所谓用者，即本位之气势也；体者，本位之实质也。如木位，其用味为辛，为散；而其体味为酸，为收敛。他位通同。

（一）五行全局之体用补泻定义，即所谓木用土体，土用水体，水用火体，火用金体，金用木体（泻则克我，补则我克），一制一承，一克一生，自然生机不息也。

（二）五行本位合化之结果，所谓合化则变异。如辛酸化甘，经云：肝苦急，急食甘以缓之，缓肝急也。如苦甘化咸，治在肾云云，此指五脏自位正证之治，明示物虽化而性不亡，变生另种功能也。

---

[1] 此文为先师张大昌在《五脏法要释》中对"汤液经法图"的诠释，特录于此。

（三）五行傍位分行之功效，谓异位并举，所谓起之效果也。如辛苦除痞，辛咸除滞，甘咸除燥，甘酸除逆，苦酸除烦。痞、滞、燥、逆、烦，此五证者，非由本生，盖以客淫，势分偏盛，情机恶暴，（治疗）必寒热兼行，表里分攻，上下和济，始得痊可，故如是立。

如据以上四义，陶氏于论图[1]以前，突出君臣之旨者，宁非经方之制？以全局体用补泻为之君主，单方补泻为臣制，本位相化者理纯证，异位分行者理杂证，二者为佐、为使。此图缄秘如斯，真开天之鸿宝也。

及乎图下两条，曰"阳进为补，其数七，火数也；阴退为泻，其数六，水数也"，此河图水火之成数，缀此何意，则不得而知，缺如可也。

五行五味之说，起于《尚书》之"洪范"篇，水曰润下——作咸；火曰炎上——作苦；木曰曲直——作酸；金曰从革——作辛；土爰稼穑——作甘。此经典之明文，先圣之法言。先秦诸子百家蜂起，凡涉及五行五味者，无不遵而述之，莫敢违背。独陶氏于千载之下，明体用以证其讹，验施用而知其非。夫善者不辩，辩者不善，弘景源得老氏之旨欤？阴阳五行易蹈空谈，陶氏一力求实。细阅此图，即今日以科学观点分析之，亦不能否认其功。史书称陶氏为山中宰相，真无愧也。

【解读】

这张"汤液经法图"，不仅画出了《辅行诀五脏用药法要》的全部内容，也是整个中医学的缩影。本图以五行生克乘侮的逻辑，阴阳盛衰和消长的相互性，物质不灭的定律，将医学与大自然巧妙地结合在一起，将浩如烟海的中医中药，择良除莠，选其精品，用寥寥几十味药、几十个方子，归结成一张气化图，把中医理论表现得精致、标准、完美。

现将其内容分为四个方面，分述如下。

（1）五行单方体用补泻之定义。单方指小方。"所谓用者，即本位之气势也"。"气势"指的是正常生理功能和精神方面的一些变化，以用为补。"体者，本位之实质也"，指的是生理实质性的脏器变化，以体为泻。如肝脏之用味辛主散，而体味酸主收敛。体用是阴阳、表里、寒热、虚实症状的体现，

---

[1] 这里的图，是指"汤液经法图"。

补泻是治疗的两个对立面，"补是益，泻是抑"。

（2）陶弘景用"五行全局之体用补泻定义"揭天地之玄秘，用自然生机不息之原理，将人与天地相结合。人，生于阴阳，成于五行。他把五脏各自特性作为依据，成体用补泻之法度，即所谓木的用，即是土的体，补肝泻土。泻乃克我者之用，补则我克者之体。泻方则五脏皆泻，补方则五脏同补，以剂量之大小定君臣，实现脏腑之间生克承制、相互制约、相互维系的关系。此处的"全局"指大方。

（3）五行本位合化之结果。五行的每一行中，体味与用味合化而生成本脏苦急之味，治本脏之苦，补我所克，以泻其母，调其承平，可谓是"五脏自位正证之治"。自位即指本脏。如小泻肝汤，两酸一辛化甘，甘味缓肝之急。气味之化生，使脏承平，修复肝的功能和本体，病证即随之消失。

（4）五行傍位，即位于汤液经法图的五角处不相合化的两味，如肝之用味"辛"，与火之体味"苦"相邻，但两味药不相合化。不相合化的两味同时作用，如辛苦不化则除痞。其余四角义理相同，分别为：辛咸除积、甘咸除燥、甘酸除逆、苦酸除烦。痞、积、燥、逆、烦，此五证之病因，非本脏所生，盖以客淫入侵，故病势大小不一，病情复杂，治必寒热并行，表里同用，上下互济。

病类有外感内伤，病情有大小缓急，且有寒热并存、虚实交杂等复杂情况。治当表里分攻，寒热兼行，上下和济。经方之治疗，根据患者身体的阴阳盛衰与偏倾，依据五脏互相维系的自然规律，制定体用补泻两方，依病势又有大方和小方之分。大方根据五脏整体辨证，拟就七味药大补方、六味药大泻方，药分君臣佐使；小方则是本脏泻方用三味药、补方用四味药，以臣使为用。小方依据本脏之体用化生，治病比较单纯。在"汤液经法图"之五角处，相邻的两味药不相化生，故并用以治杂证，如虚实夹杂、寒热兼行者。这就是一个完整的经方治疗体系。

方剂之药味数，阳进为补，属火，其数七；其反作者为六。此乃阴阳交互之秘。陶弘景明体用之化，集佛、道、儒、玄等诸家理论于一体，理论结合实际，力排空空泛论。他用这些最深奥的哲学理论，制成最简单的图表，教后人理解如何做到顺应自然，保健养生，祛疾以求永安。

一张"汤液经法图"，画出了天地宇宙间斑斓多彩的神秘变化，画出了脏腑间的相互维系关系，画出了药物气味化生并与五脏之间的深邃内涵。研究此图，大到宇宙，小到人身，奥妙无穷，其中体现了陶弘景高深的哲学思想和博大精深的文化底蕴。

六神方

【原文】【新校正】

[隐居]（弘景）曰：外感天行［之病］，经方之治，有二旦、［六］（四）神大小等汤。昔南阳张机，依此诸方，撰为《伤寒论》一部，疗治明悉，后学［咸］奉之。山林僻居，仓卒难防，外感之疾，日数传变，生死往往在三五日间，岂可疏忽！若能深明此数方者，则庶无蹈险之虞也。今特录而识之。

【解读】

四神，《五脏法要释》作"六神"。后学奉之，"中研本"作"后学咸尊奉之"。最后一句，"中研本"以"亦"易"特"。

本书前半部分讲的是五脏辨证和用药法，后半部分补缺，讲的是外感天行病，即《汤液经法》二旦、四神方。陶弘景先以阴阳五行论脏腑辨证，制五脏补泻方，养生为主。然后以天地四时气候之变化，拟外感六神方。六神方，方有大小，药有君臣，祛邪为主。

二旦、四神方，主外感天行。外感病易于传变，病急者生死在三五日间，治之不愈，则遗患无穷，轻则损及健康，重则危及生命。

张仲景在《伤寒论》序言中写道："余宗族素多，向余二百。建安纪年以来，犹未十稔，其死亡者，三分有二，伤寒十居其七。"伤寒囊括诸多外感病，就是今之病毒致病，亦不出其范围。病毒种类繁多，变化多端，繁殖快，易侵及脏腑，如流行性乙型脑炎病毒、新冠病毒等。在新型冠状病毒感染的暴发期，为了阻断其传播，居家隔离，全民动员，打了一场新冠病毒疫情阻击战。由此可见病毒致病之可怕，治愈之不易。其实，在每年冬天流感盛行季节，不知有多少人死于不治。尤其是老年人，过冬如过关，一旦感染病毒，治而不愈者多矣。故张氏著《伤寒论》，留于世间，"未病先防"，"既病防变"，为传染病的防治提供了宝贵的经验。而有些人视外感为小疾，不予重视，轻治或不治，这都是错误的。外感病不可小觑，要依经辨证施治，方可万无一失。

《辅行诀五脏用药法要》和《伤寒论》是《汤液经法》"一母双生"的一对"孪生姐妹"，只是各自成一流派。仲景早于贞白三百年，生活的年代疫疠多行，所以著述《伤寒论》用六经辨证，以外感为首，杂病包括在其中；为使经方通俗易懂，简便易行，辨六经以识证，有一证即可用是方，圣人之仁心可鉴矣。贞白先生的创作期处于南北朝梁武帝执政的鼎盛时期（从梁武帝登基到侯景之乱前四五十年），此时一无战乱，二少旱涝之灾，疫疠病少，再加上他隐居简出，不曝风雨，杂病多见，所以《辅行诀五脏用药法要》以五脏辨证论治杂病为主，以六神方治流行病为辅。两书主次相反，是因时代不同，学术观点因时而易。但经制均遵《汤液经法》，只是着眼处不同而已。

《素问·天元纪大论》曰："寒暑燥湿风火，天之阴阳也，三阴三阳上奉之。木火土金水火，地之阴阳也，生长化收藏下应之。"以此来看，《汤液经法》与《黄帝内经》是否有着共同理论？是否张氏以天之阴阳写成《伤寒卒病论》，陶弘景以地之阴阳写成《辅行诀五脏用药法要》呢？有待考证。

【原文】【新校正】

小阳旦汤：治天行病发热，[汗自]（自汗）出而恶风，鼻鸣干呕[脉弱]者。

桂枝三两　芍药三两　生姜（切）三两　甘草（炙）二两　大枣十二枚

上五味，以水七升，煮取三升，温服一升。服已，随啜热粥一器，以助药力，稍[稍]令汗[出]，不可令[大]汗流漓，则病[不]除也（另文：汗之则病不除也）。若不汗出，可随服之，取瘥止。若加饴一升[，芍药三两]，为正阳旦汤[，治虚劳良]。

【解读】

阳旦，先师在《汤液经法二十四神方》中已作阐述："东北寅位，其晨阳旦，日出之地，群生苏动，其气也温。经云：温可去寒。"东北在阴气渐弱、阳气初升之时，阳主。小阳旦汤之作用以应日，阳之综方。

小阳旦汤，即《伤寒论》中之桂枝汤，但与桂枝汤之条文不同。正阳旦汤，若倍芍药，即《伤寒论》中之小建中汤。先师在《五脏法要释》中云："读《外台》卷二伤寒中风方九首，条内引《古今录验》阳旦汤，即桂枝汤……其后文曰：虚劳里急者，正阳旦汤主之。云纳胶饴半升，此盖指建中而言。二汤之方制虽异，而药性无殊，桂枝服粥，建中用饴，旧本仍一途也。"

小阳旦汤中，炙甘草与桂枝、芍药辛酸化甘以育阴，姜、枣、热粥补营卫，供营养。正气盛，外邪自可遁，内邪不生。桂枝汤融养、治为一体，调营卫，合阴阳，补内裹外，非仅是外感用药。

《伤寒附翼》"桂枝汤"条云："此为仲景群方之魁，乃滋阴和阳、调和营卫、解肌发汗之总方也。"《注解伤寒论》云："桂枝汤，辛甘之剂也，所以发散风邪。《内经》曰：风淫所胜，平以辛，佐以苦甘，以甘缓之，以酸收之。是以桂枝为主，芍药、甘草为佐也。《内经》曰：风淫于内，以甘缓之，以辛散之。是以生姜、大枣为使也。"服用桂枝汤，有汗者化阴育阳，和解营卫；无汗者温补营血，发汗以解外。其方药性温和，外感、内伤皆可服用，且可治可防，融保健、养生于一方。

关于桂枝汤，历代前贤皆誉之为"众方之首"，尤其是临床医生，在实践中应用起来，无不感到其深奥妙义和博大效应。表里上下、寒热虚实，只要有其证，便可服是方。

【原文】【新校正】

小阴旦汤：治天行［病］身热，汗出，头目痛，腹中痛，干呕下利者。
黄芩　芍药各三两　甘草二两（炙）　生姜二两（切）　大枣十二枚
上五味，以水七升，煮取三升，温服一升，日三服。服汤已，如人行三四里时，令病者啜白酨浆一器，以助药力。身热［呕利自止］（去，自愈）也。

【解读】

《五脏法要释》云："小阴旦汤即《伤寒论》之黄芩汤。桂为阳主，芩为阴宗，他药尽同。桂啜粥，芩啜酨浆，义旨亦通也。"

《汤液经法二十四神方》说："西南申位，申者呻也，万物将杀，月出日入，阴之始也。其辰阴旦，其气也清。法云：清可除热，黄芩主。"阴旦汤，阴之综方，它与阳旦汤相对而立。小阴旦汤在《伤寒论》中，以酸苦属阴来制热。热郁于里必生烦。陶弘景以酸苦不化而除烦。

《伤寒论》"黄芩汤"条文："太阳与少阳合病，自下利者，与黄芩汤。"《伤寒六书·伤寒明理续论》云："发热，口干，鼻燥，能食者，黄芩汤。"

黄芩汤，酸苦除烦，其证在上焦则口干、鼻燥，在中下焦则腹痛、下利。仲景之太阳与少阳合病之论，是指病因所在而言。不论外感、内伤，凡见烦、热、腹痛、下利者，皆是其证。

观《伤寒论》诸注家，对此方众说纷纭。小阴旦汤之身热，当作烦热讲。前面虽有"天行"之语，但并非仅是体温升高之发热，正如用太少二阳合病来解释一样，说明既有经病，又有腑证。

小阴旦汤中，黄芩为君，芍药为臣，方义在于酸苦除烦。较之小阳旦汤，生姜、大枣不变，饴糖改为酨浆。酨浆乃五谷之精，味酸，益阴，助芩、芍。

【原文】【新校正】

大阳旦汤：治凡病汗出不止，气息惙惙，［身动无力］（身劳力怯），每恶风凉，腹中拘急，不欲饮食，皆宜此方。若脉虚大者，更为切证。

黄芪五两　人参　桂枝　生姜各三两　甘草（炙）［三］（二）两　芍药六两　大枣十二枚　饴一升

上七味，以水一斗，煮取四升，去滓。内饴，更上火，令烊已。每服一升［，日三夜一服］。

大阴旦汤：治凡病头目眩晕，咽中干，每喜干呕，食不下，心中烦满，胸胁支痛，往来寒热者方。

柴胡八两　人参　黄芩　生姜（切）各三两　甘草（炙）二两　芍药四两　大枣十二枚　半夏一升（洗）

上八味，以水一斗二升，煮取六升，去滓。重上火，缓缓煎之，取得三升，温服一升，日三服。

【解读】

大阳旦汤共八味药，乃于正阳旦汤中加黄芪五两，人参三两，倍芍药，更增其滋益之效。

大阴旦汤乃小柴胡汤加白芍，然而少葳浆。虽芍、浆皆酸，然仍不合乎方制。

大阴旦者治阳病。人参味苦微寒，大阴旦汤用之，能滋能下，治心下烦满。《药释》"柴胡"条云，柴胡"味苦，平，气芳。主伤寒邪在少阳经，寒热往来，胁下支满而痛"，故用量最大。

《伤寒论》中小柴胡汤证见："伤寒五六日，中风，往来寒热，胸胁苦满，默默不欲饮食，心烦喜呕，或胸中烦而不呕，或渴，或腹中痛，或胁下痞硬，或心下悸，小便不利，或不渴，身有微热，或咳者，与小柴胡汤主之。"又云："伤寒，阳脉涩，阴脉弦，法当腹中急痛者，先与小建中汤；不差者，与小柴胡汤主之。"

阴旦与阳旦相对而言，仲景意在非阳即阴。之所以将两大方作对解，是因为大阳旦汤治劳极，病在腹；大阴旦汤治郁热，病在胸胁。小阳旦汤治在上、在外；小阴旦汤治在里、在下，同治天行病。虽证有不同，但理相近，方制一样。

《辅行诀五脏用药法要》用药本于五脏辨证，论地之阴阳，以药组方；《伤寒论》用药本于六经辨证，论天之阴阳，以方解药。

【原文】【新校正】

小青龙汤：治天行，发热恶寒，汗不出而喘，身疼痛，脉紧者方。

麻黄三两　杏仁（熬，打）半升　桂枝二两　甘草（炙）两半上方四味，以水七升，先煮麻黄，减二升，掠去上沫，次内诸药，煮取三升，去滓，温服八合，必令汗出彻身，不然，恐邪滞不尽散也。

大青龙汤：治天行病，表不解，心下有水气，干呕，发热而喘咳不已者方。

麻黄（去节）　细辛　芍药　甘草（炙）　桂枝各三两　五味子（洗）半升　半夏半升　干姜三两

上八味，以水一斗，先煮麻黄，减二升，掠去上沫。内诸药，煮取三升，去滓，温服一升，日三服。

【解读】

《校注讲疏》《五脏法要释》两书之"小青龙汤"条，在"治天行"后，皆有"病"字。"大青龙汤"条后，有"一方无细辛，作七味，当从"。

《汤液经法二十四神方》云："东方甲乙木，卯位。卯者茂也，其神勾芒，其兽青龙……其气亦轻。法云：轻可去实，谓邪气闭实也。"

小青龙汤为轻剂，上越而散邪。此小青龙汤乃《伤寒论》之麻黄汤，原文曰："太阳病，头痛发热，身疼腰痛，骨节疼痛，恶风，无汗而喘者，麻黄汤主之。"发汗解表，化饮利尿。

《本草经集注》云，牡桂"味辛，温，无毒，主治上气咳逆……"。发汗不远阳，桂枝补阳通经，助麻黄解散在表之邪。该书又云，杏核仁"味甘苦，温，冷利，有毒。主治咳逆上气……"。杏为心之果，有止咳逆、祛顽痰、治心悸的功能，并监制麻黄过汗而伤津耗血之弊。甘草与麻黄同用，防麻黄之过散而动经，助麻、桂补营卫津液以发汗，以成世上最完美的解表祛邪第一方。近人畏其剧，敬而远之，岂不知烈马好驾驭之理哉！

陶氏大青龙汤乃《伤寒论》之小青龙汤，其文曰："伤寒表不解，心下有水气，干呕发热而咳，或利，或噎，或小便不利，少腹满，或喘者，小青龙汤主之。"陶氏大青龙汤乃麻桂合剂，去杏仁，加干姜、细辛，主温阳利水，扶阳之已弱；加五味子、白芍酸收，敛饮为痰，使之易出，收肺以助正气；佐半夏之辛辣，去顽痰。

陶氏大青龙汤用干姜、细辛、半夏之辛，以散水气，治咳逆而喘；芍药、五味子之酸，泻肝补肺，收过散之气，降逆气而安脏。《注解伤寒论》注云：

"寒邪在表,非甘辛不能散之,麻黄、桂枝、甘草之辛甘,以发散表邪,水停心下而不行……"

陶氏小青龙汤散邪于表,大青龙汤治表之里。小青龙汤散风寒,和营卫,消皮表之水;大青龙汤潜海戏水,腾云弄雨,消阴霾,治水饮之为患。

【原文】【新校正】

小白虎汤:治天行热病,大汗出不止,口舌干燥,饮水数升不已,脉洪大者方。

石膏(如鸡子大,打,绵裹) 知母六两 甘草(炙)二两 粳米六合

上四味,先以水一斗,熬粳米,熟讫去米,内诸药,煮取六升,温服二升,日三服。

大白虎汤:治天行热病,心中烦热,时自汗出,口舌干躁,渴欲饮水,时呷嗽不已,久久不解者方。

石膏(如鸡子大)一枚(打,绵裹) 麦门冬半升 甘草(炙)二两 粳米六合 半夏半升 生姜二两(切) 竹叶三大握

上方七味,以水一斗二升,先煮粳米,熟讫去米,内诸药,煮至六升,去滓,温服二升,日三服。

【解读】

《汤液经法二十四神方》云:"西方庚辛金,其位酉。酉者忧也,其神蓐收,其兽白虎……其气收。经云:收可已耗。石膏主。"石膏质重可收,色白象金。粳米乃谷类,微凉补脾,配知母,解热,补津液;佐石膏,共成小白虎汤,凉而不大寒。

宋本《伤寒论》谓白虎汤:"伤寒,脉浮滑,此以表有热,里有寒,白虎汤主之。"《古本康平伤寒论》文曰:"伤寒脉浮滑,白虎汤主之。"其中无"此以表有热,里有寒"句,仅以脉论,似乎是有所佚失,又让人觉得是有意将其删掉,因为"里有寒"句与白虎汤之药理相悖。

柯氏在《伤寒来苏集》中云:"伤寒,脉滑而厥者,里有热也,白虎汤主之。"将"寒"字纠正为"热",这样才文理相符。这应该是柯韵伯本人的

意思。

大白虎汤乃《伤寒论》之竹叶石膏汤去人参加生姜。《伤寒论》原文为："伤寒解后，虚羸少气，气逆欲吐，竹叶石膏汤主之。"

白虎大、小汤的区别，除方制不同外，小白虎汤在于清滋，以阴制阳；大白虎汤乃小白虎汤去苦寒的知母，加清滋的麦门冬、苦竹叶，清心利尿，佐半夏、生姜降气止呕，并监制石膏过收之弊。

《校注讲疏》云："本方（指大白虎汤）主证较小白虎汤证热燥之势虽减，但仍有余热未清，残湿未除，故乃有烦热而汗出。因其病程日久，阴津缺乏，此舌干欲饮，呷嗽不已，乃火极水枯……"

小白虎汤之治在于收耗、清凉，热在阳明；大白虎汤之治在于热病伤津，正气受损。临床上当依病势之轻重，选择大、小白虎汤。

【原文】【新校正】

小朱鸟汤：治天行热病，心气不足，内生烦热，坐卧不安，时时下利纯血如鸡鸭肝者方。

鸡子黄二枚　阿胶三锭　黄连四两　黄芩　芍药各二两

上五味，以水六升，先煮芩、连、芍三物，取三升，去滓，内胶，更上火，令烊尽，取下待小冷，下鸡子黄，搅令相得。温服七合，日三服。

【解读】

在"中研本"本条下，先师张大昌先生注云："按文义，应至'不安'者为句。汤应为四味，是小汤。如谓大汤，即加芍药、甘草。'时时'句上，应添'若腹中痛云云，如大汤'。此即《金匮》三黄汤，治心动悸，吐血下血云。盖先被火后，血乃伤也。"

【原文】【新校正】

大朱鸟汤：治天行热病，重下，恶毒痢，痢下纯血，日数十行，弱瘦如柴，心中不安，腹中绞急，痛如刀刺者方。

鸡子黄二枚　阿胶三锭　黄连四两　黄芩　芍药各二两　人参〔二〕（三）两　干姜二两

上药七味，以水一斗，先煮连、芩、芍、参、姜等五味，得四升讫，内醇苦酒〔一〕（二）升，再煮取四升讫，去滓。次内胶于内，更上火，令烊。取下，待小冷，内鸡子黄，搅令相得，温服一升，日三夜一服。

【解读】

《汤液经法二十四神方》云："南方丙丁火，午位，其神祝融，其兽朱鸟……其气滋。法云：滋可已枯。一云润，胶主。"

《五脏法要释》云："朱鸟大、小二汤，即《伤寒论》少阴篇所载之黄连阿胶汤（加减），治少阴证心烦不得眠，而似与证例不合。如《千金》驻车等类汤丸，治文皆系以下利脓血，腹疼迫急，则与此书治文契合，抑或是其原义乎？"

《伤寒论》云："少阴病，得之二三日以上，心中烦，不得卧，黄连阿胶汤主之。"

《伤寒来苏集》"黄连阿胶汤"条下注曰："此病发于阴，热为在里。"又云："肾火上攻于心也，当滋阴以凉心肾。"

《附广肘后方》云："……瘥复虚烦不得眠，眼中痛疼懊侬。"

《勿误药室方函口诀》本条下云："……凡诸病已久，热气浸淫于血分，而成诸证……"

观诸贤所论，皆以热毒蕴结于中，侵及下焦，病在肾而上扰于心，或大病伤阴，虚火相扰。心烦不得卧，不得眠，此热结在血分。芩、连、栀苦寒，泻三焦中火；胶、芍、鸡子黄酸咸，滋阴以凉血，治热在血分，酸收阴气而泄邪热。所以治文皆系下利脓血，腹痛迫急。

大朱鸟汤，即在小朱鸟汤的基础上，加参、姜辛甘之品，成辛、苦共用之剂，一防苦寒太过，二防过下而伤中，且辛苦以除滞。大、小朱鸟汤之区别在于病势。

【原文】【新校正】

小玄武汤：治天行病，肾气不足，内生虚寒，小便不利，腹中痛，四肢冷者方。

茯苓三两　芍药三两　术二两　干姜三两　附子一枚（炮，去皮）

上五味，以水八升，煮取三升，去滓，温服七合，日三服。

大玄武汤：治肾气虚疲，少腹［中］冷，腰背［皆］沉重，四肢清冷，小便不利，大便鸭溏，日十余行，气惙力弱者方。

茯苓三两　术二两　附子一枚（炮）　芍药二两　干姜二两　人参二两甘草二两（炙）

上七味，以水一斗，煮取四升，温服一升，日三夜一服。

【解读】

《汤液经法二十四神方》云："北方壬癸水，子位，其神玄冥，其兽真武……其气渗。法云：渗可去湿。术主。"

小玄武汤主治虚寒，腹痛，小便不利，四肢厥逆。

《伤寒论》"真武汤"原文："太阳病发汗，汗出不解，其人仍发热，心下悸，头眩，身瞤动，振振欲擗地者，真武汤主之。"方中以生姜易干姜。

大玄武汤是在小玄武汤的基础上，加人参、甘草。在《伤寒论》中，是附子汤加干姜、甘草，增辛、甘之味，化苦补脾。

《伤寒来苏集》"附子汤"条下注云："此伤寒温补中第一方也，与真武汤似同而实异，倍术、附，去姜加参，全是温补以壮元阳，真武汤还是温散而利肾水。"

大、小玄武汤共同之处，在于治疗水邪为患。《皇汉医学》曰："与真武汤以复其阳，行其水也。"小、大玄武汤之分，因病势而决定，药品有所增益。小玄武汤温阳利水，"以消阴翳"；大玄武汤加参、草，辛甘化苦以燥湿。

综上，六神方乃治疗外感天行病之纲领性代表方剂，其方、药配伍与《伤寒论》同出一源，皆承《汤液经法》。

六神方主药

陶云：阳旦者，升阳之方，以黄芪为主；阴旦者，扶阴之方，以柴胡为主；青龙者，宣发之方，以麻黄为主；白虎者，收重之方，以石膏为主；朱鸟者，清滋之方，以鸡子黄为主；玄武者，温渗之方，以附子为主。此六方者，为六合之正精，升降阴阳，交互金木，既济水火，乃神明之剂也。张机撰《伤寒论》，避道家之称，故其方皆非正名，但以某药名之，亦推主为识之义耳。

【解读】

《五脏法要释》云："上说系治疗外感之要剂，陶弘景谓仲景避道家之称，无非《汤液经法》诸汤，将别有命名之义理在乎？"

黄 芪

阳旦在寅时，升阳之始。陶弘景曰："阳旦者，升阳之方，以黄芪为主。"

《名医别录》云："主治妇人子脏风邪气，逐五脏间恶血，补丈夫虚损，五劳羸瘦，止渴，腹痛泄利，益气，利阴气……"

黄芪作为阳旦汤主药，可活血祛瘀，调节阴阳，顾护营卫，于大阳旦汤中补气利阴。

柴 胡

阴旦于时在申，阳弱阴渐之时，阴旦汤主。陶弘景云："阴旦者，扶阴之方，以柴胡为主。"

《名医别录》云："柴胡，微寒，无毒。主除伤寒，心下烦热，诸痰热结实，胸中邪逆，五脏间游气，大肠停积水胀，及湿痹拘挛，亦可作浴汤。"

《药释》云："柴胡，味苦，平，气芳。主伤寒邪在少阳经，寒热往来，胁下支满而痛。"

柯氏《伤寒来苏集》注云："柴胡感一阳之气而生，故能直入少阳，引清气上升而行春令，为治寒热往来之第一品药，少阳表邪不解者，所必需也。"

阴旦汤，扶阴升阳之剂，柴胡启阴阳，解表里间寒热，和肝胆，散郁结。

麻 黄

青龙在卯，阳伸之时，青龙汤主。法云："轻可去实。"谓邪气闭实也，麻黄主。

《药释》"麻黄"条云："味苦，轻。发表解汗，去表热怫郁邪气，止喘息。"

《名医别录》云："麻黄，微温，无毒。主治五脏邪气，缓急风胁痛，字乳余疾，止好唾，通腠理，疏伤寒头痛，解肌，泄邪恶气，消赤黑斑毒。"

《辅行诀五脏用药法要二旦四神方述义》论麻黄："麻黄能升能降，如龙之升天、在渊，故青龙汤以麻黄作为宣发之主药。"

麻黄为青龙汤之君药，助肺肃降，发散表邪，通腠理，消饮止喘，通心阳，兴精神。《名医别录》中的"止好唾"当为"止好睡"。

石 膏

白虎酉时，在秋主收，白虎汤主。经云："收可已耗。"石膏主。

《名医别录》云："石膏，味甘，大寒，无毒。主除时气，头痛，身热，三焦大热，皮肤热，肠胃中鬲热，解肌，发汗，止消渴，烦逆，腹胀，暴气喘息，咽热。"

《药释》云："石膏，味甘涩。除营卫中大热，解燥毒，止消渴及中风痿痹，收耗汗。"

《辅行诀五脏用药法要二旦四神方述义》："以肝木宣散生火之过度、肺金收降肃清之气不能和之为主要病机。肺金之凉降可去其热，而息其气血之沸腾以宁其脉；收其汗则可存心液而止其燥渴。故为金木不交之证。治法当助肺之收降清肃，以制约肝之宣散过亢，即为交互金木法。"

石膏辛凉，辛而不热，凉而不寒，收秋气，止耗散，除燥渴。质重，有震慑之能，收而不沉。佐甘草、粳米清脾胃，祛气分之热。

鸡子黄

朱鸟在时为"午"，阳气隆，朱鸟汤主。经云："滋可已枯。"朱鸟者，清滋之方，以鸡子黄主。

《药释》云："（鸡子黄）补心中之真阴，去热毒，涂火伤。"

《伤寒来苏集》注云："鸡感异化，得心之母气者也。黄禀南方火色，率芍药之酸，入心而敛神明，引芩、连之苦，入心而清壮火。"

《校注讲疏》云："其为母鸡阴津营血形成，富有生化繁殖之功用，故有滋肾精、生真水以济心火之效。"

朱鸟汤中，黄连为水中火，黄芩为水中木，泄肾热，平心肝。阿胶、鸡子黄，生物之精，故滋补阴津而抑火。

附 子

玄武于时在子，阴极阳渐，真武汤主，渗湿而升阳。法云："玄武者，温渗之方，以附子为主。"

《药释》云："附子，味辛烈。温中暖下元，通身关节，除阴逆厥冷。"

陈慎吾《伤寒方证药证指要》"真武汤"条云："本证属肾阳衰微，水气为患。"

玄武者，子时，属老阴少阳，肾气不足，内生寒水，阳虚水盛。附子味辛性烈，为木中土，升阳，救逆，在玄武汤中为君药。

以上六神方，以天之六神命名，为六合之正方。由于方位不同，时间更迭，天气变化，阴阳或昃或盈，功能随之变化。故有升降阴阳、交互金木、既济水火"神剂"之佳称。只是因为张仲景"避道家之称"，将方名更改，陶弘景遂复原其旧称。张仲景以证明理，陶弘景以理明法，皆宗一源。

伊尹观天象，察地理，应周天度数，著就《汤液经法》三百六十方。陶弘景循经写成《辅行诀五脏用药法要》，以五脏辨证之用药法，养生治脏为主，后附外感时令病之治疗；张氏以经论著《伤寒论》，以六经辨证治伤寒为主，杂病融于其中。由于时代不同，两人着眼处不一样，形成两个不同流派，但学术同出一源，最终目的均是教后人以治病、养生，拯救黎庶之疾苦。余认为，《伤寒论》《辅行诀五脏用药法要》合起来，就是一本完美的"汤液经"。

救急方

【原文】【新校正】

陶隐居曰：治中恶卒死者，皆脏气被壅，致令内外隔绝所致也。仙人有开五窍、救卒死中恶之法五首，录如后。

【解读】

脏气郁阻，甚则阻塞，致猝急厥逆，死在顷刻。眼、耳、口、鼻、舌五官神窍，与脏腑、经络相通。用药开窍，其效最速，乃救急之捷法。

【原文】【新校正】

点眼以通肝气：治跌仆，腰挫闪，气血著滞，作痛一处，不可欠伸动转方。

矾石烧赤，取冷，研为细粉。每用少许，以酢蘸，点目大眦，痛在左则点右眦，痛在右则点左眦，当大痒，泪大出则愈。

【解读】

肝经络于眼大眦。将枯矾用醋和，点之，使肝气通，郁滞去，其痛立止。《名医别录》记载矾石"味酸"。矾石与醋合，则开肝窍。

闪腰岔气属于脏腑不协调，气血不畅，是疾病的早期信号，往往预示大病在即，或已有潜在的慢病。窍开、气通则神清，早治早愈。

【原文】【新校正】

著舌可通心气：治中恶，急心痛，手足逆冷者，顷刻可杀人。看其人指爪青者是。

硝石五钱匕　雄黄一钱匕

上二味，共为极细粉。启病者舌，著散一匕于舌下。少时即定，若有涎出，令病者随涎咽下，必愈。

【解读】

《五脏法要释》云："《集玄方》治诸心腹痛，药味与此方同，云点眦内，名火龙丹。大抵后世人马平安散，皆以此方化出。"古时候，马比人值钱，古有"富怕死骡子"之俗语。临床上，有一方可人马同用，故称人马平安散。

硝石辛凉与雄黄甘温，合之而成似今之硝酸甘油类药，扩血管，开心窍，治急心痛，即心绞痛。口服、点眼、嗅鼻以救急。在两千年前，中医学的这些急救药就已成熟。

上两味药再加木炭，即古之"炮药"。二十世纪六七十年代的时候，缺医少药，在没有硝酸甘油的情况下，先师常让患者以炮药点眼、口服，用于心脏病救急。当连"炮药"也找不到时，就嘱患者捡炮筒煎服，效果亦很显著。

【原文】【新校正】

启喉以通脾气：治过食难化之物，或异品有毒，宿积不消，毒势攻注，心腹痛如刀搅者方。

赤小豆　瓜蒂各等份

共为散，[每加盐豉少许]（每用咸豉半升），[共捣为丸]（以水二升，煮取一升，去滓），[以竹箸拗病者齿]（内散一匕），[温水送入喉中]（顿服），[稍时得大吐愈]（少倾当大吐则差）。

启喉方：救误食诸毒，及生冷硬物，宿积不消，心中疼痛者方。

赤小豆、瓜蒂各等份，为散讫，加盐豉少许，共捣为丸，以竹箸启齿，温水送入口中，得大吐则愈。

【解读】

《素问·阴阳应象大论》曰："其高者，因而越之。"邪实在上，当以吐之。赤小豆酸，瓜蒂苦，乃酸苦涌吐法。

《补辑肘后方》曰："治胸中多痰，头痛不欲食，及饮酒则瘀阻痰方……又方：瓜蒂一两，赤小豆四两。上二味捣筛，温汤三合，以散一合，令吐……"

《注解伤寒论》"瓜蒂散"条注云："病如桂枝证……若头不痛，项不强……今寸脉微浮……以胸中痞硬，气上冲咽喉，不得息，知寒邪客于胸中而不在表也……吐之则愈，与瓜蒂散……"

《药释》论瓜蒂，味"苦，寒。病在胸胃，皆吐去之……"。戎盐，"火上烧赤，和汤服，入口可吐宿食、痰水，止心腹急痛"。豉，"味酸，寒，主伤寒头疼，寒热瘴气，恶毒。烦躁满闷，虚劳喘吸"。

上药咸、苦合用，涩蜇咽喉，使人难以耐受。服之，轻则可吐气，重则呕吐宿食、毒物。

本方之咸、苦、酸三味，是五味中最让人难以接受的味道，服之不吐即泻。咸苦化酸，乃心苦缓所欲之味；酸苦不化而除烦。瓜蒂，其味异常之苦，为火之体，水之用。陶弘景慧眼识药，于奇方之中以救急。

临床上，有以此散嗅鼻治黄疸者，只要认准对证的疾病，一方即可使黄疸尽消。如肝病之急性黄疸期，用药后黄疸尽消。（有急性甲、乙型肝炎患者经治愈后，到医院随访数年而不转为慢性者。）

【原文】【新校正】

吹鼻以通肺气：治诸凡卒死息闭［不通］者，皆可用此法活之。

皂角刮去皮弦，用净肉，火上炙焦，如指大一枚，细辛等量，共为极细粉。每用苇管吹鼻中少许，得嚏则愈。

【解读】

本条在原文中置于"点眼以通肝气"之后。

皂荚,《本草经集注》云:"主治风痹,死肌,邪气,风头泪出,下水,利九窍,杀鬼、精物。"

细辛,《名医别录》云:"主温中,下气,破痰,利水道,开胸中,除喉痹……"

《药释》云:"细辛,味辛,气芳烈。主温中开胸,咳逆头痛,行络血,百节拘挛。"

细辛、皂荚皆辛芳香窜,点鼻以通肺气,开闭塞。鼻,肺之窍,窍开则肺功得启。两药和合,吹鼻孔中,刺激鼻黏膜而引起打喷嚏,可使心肺衰竭者复苏,起死回生,与今之心前区叩击急救无二理。

临床见有呃逆者,久治不效,吹之立愈。

【原文】

熨耳以通肾气:治梦魇不寤。

烧热汤二升,入戎盐七合,令烊化已,切葱白十五茎,纳汤内。视汤再沸,即将葱取出,捣如泥,以麻布包之,熨病者之耳,令葱气入耳,病者即寤也。

【新校正】

熨耳以通肾气:〔治饮水过,小便闭塞,涓滴不通者方。

烧汤一斗,入戎盐一升,葱白十五茎,莫令葱太热。勺汤指试不太热,即灌耳中。令病者侧卧,下以盆着汤,承耳下熏之,少时小便通,立愈。

熨耳以通心气:〕治梦魇不寤。

烧热汤二升,入戎盐七合,令烊化已,切葱白十五茎,纳汤内。视汤再沸,即将葱取出,捣如泥,以麻布包之,熨病者两耳,令葱气入耳,病者即寤也。

【解读】

葱味辛性烈，开窍通关。盐味咸，在心为用，在金为体，肾之化味，与葱同用，辛咸除滞。梦魇假死，水火不相交泰，肾开窍于耳，通其窍即苏。曾在临床治癃闭者，以葱一把，加水烧热，蒸洗二阴（水温不超过 40℃，不宜长期使用），即可排尿，多年耳聋也随之而愈，可见九窍之气相通。

【原文】【新校正】

上五方，乃神仙救急之道。若六畜病者，可倍用之。

附：《〈辅行诀脏腑用药法要〉药释》解读[1]

【原文】谨以"药释"，订正"二十五味表式"，以为行次。采注于《本草经集注》及《名医别录》为主，以此二书皆陶弘景手订，于情义不致违远者也。

【解读】先师作《药释》，以陶弘景手订之《本草经集注》及《名医别录》作为依据，阐述己意，明陶弘景之药性，为学习好《辅行诀五脏用药法要》打下基础。

二十五味表式，是指前文"二十五味精品药"中的"二十五味精品药物表"。

五辛药

桂

【原文】味辛，温。主温经通脉，止烦热汗，调营卫，舒散诸经，除冲逆，伐肾邪，为通肝主。

【解读】《名医别录》有"牡桂"与"桂"之分。牡桂当是今之肉桂，桂即今之桂枝，观其治文则明了。本处陶弘景所说之"桂"，应该是桂枝。

《伤寒论》中，用肉桂之证比用桂枝之证更寒，所以肉桂以暖脏为主；桂枝调营卫，平冲逆，以伐肾通肝为主，如仲景桂枝汤中桂枝之用法。

陶弘景在本书中对此另有见解。桂，辛，肝之用，木中木，在补肝方中作君药，小补肝汤是例。方中桂、姜补虚弱，桂、五味子

---

[1]《〈辅行诀脏腑用药法要〉药释》为先师张大昌先生编著，特收录于此并作解读。

降冲逆，于方中作化味，姜、桂之辛与五味子之酸化生甘味。

干 姜

【原文】味辛，温。主温中，散寒饮。

【解读】《神农本草经》云："主胸满咳逆上气，温中，止血，出汗，逐风湿痹，肠澼下利。"

干姜乃老缩姜之干燥品，与甘草合用则温中散寒，如大、小补脾汤；与附子为伍则回阳救逆，如大、小泻脾汤，《伤寒论》中的四逆汤；治水，则用于玄武、青龙诸汤。干姜味辛，木中土。陶弘景于小泻脾汤中以干姜伍附子，以辛为泻，佐甘草以防泻之太过，辛甘化苦，适脾性以燥湿，可谓干姜之真性能也。

生 姜

【原文】味辛芬。除秽恶，通诸经滞气，为止呕圣药。

【解读】《名医别录》论生姜："归五脏。去痰，下气，止呕吐，除风邪寒热。"

有人畏服生姜，恐"上火"，其实生姜微热，气辛香，除秽恶腐气，醒脾胃，降逆止呕吐。姜属五菜之辛，陶弘景的五脏诸泻汤皆用生姜，唯补汤用干姜，证见冲逆、动悸。小建中补脾汤中，生姜、大枣同用，治在醒脾、降逆气。大、小阴旦汤中用法与此义相同。

仲景之生姜泻心汤，用生姜在于止呕降逆；厚朴生姜半夏甘草人参汤，伍生姜以降逆利咽；栀子生姜汤，治呕吐；生姜半夏汤，治"似喘不喘，似呕不呕，似哕不哕，彻心中愦愦然无奈者"，生姜佐半夏止呕，并制半夏毒，防蜇咽喉；橘皮汤中，用生姜治"干呕、哕，若手足厥者"。诸如柴胡、桂枝等汤中，生姜、大枣属果菜，以补为用。《伤寒论》用生姜者有37方，占总方的三分之一，其功昭然。

椒、细辛

【原文】味辛，气芳烈。主温中开胸，咳逆头痛，行络血，百节拘挛。

【解读】《名医别录》论蜀椒："主除五脏六腑寒冷，伤寒，温疟，大风，汗不出，心腹留饮，宿食，止肠澼，下利，泄精。"论细辛："主温中，下气，破痰，利水道，开胸中……"

《本草经集注》论细辛："主治咳逆，头痛，脑动，百节拘挛，风湿痹痛，死肌。"

川椒、细辛，辛辣胜过姜、附，可温寒散饮，祛痹止痛，性烈有毒。

《伤寒论》之小青龙汤，用细辛温肺化饮，止咳逆头痛，通经络，活血脉；麻黄附子细辛汤，治脉细如丝，病在少阴，散寒通脉；大建中汤，用川椒治"心胸中大寒痛，呕不能饮食，腹中寒，上冲皮起，出见有头足，上下痛而不可触近"；乌梅丸中，用蜀椒四两，治蛔厥腹痛，止厥逆。

细辛为木中金，温肺化饮，功在青龙汤；川椒为木中火，治在建中汤。两药同是辛辣，一偏温中开胸，一善散寒驱虫，都可用于治经络痹而止痛。

附 子

【原文】味辛烈。温中暖下元，通身关节，除阴逆厥冷。

【解读】《本草经集注》云："主治风寒咳逆，邪气，温中，金创，破癥坚积聚，血瘕，寒湿，痿躄，拘挛，膝痛，不能行走。"

《名医别录》云："主治脚疼冷弱，腰脊风寒，心腹冷痛。"

附子性味辛烈，居诸辛药之首，可回阳救逆，祛风寒顽痹，通血脉，舒经络。

附子的用量是关键。仲景用生附子，病情轻者一枚，重者两枚。

现在的熟附子已被炮制成药渣，盐制者只咸不辣，清水泡至数天以上，药效尽失，用至一斤、八两而不效，也不中毒。更有非道地药材或掺假者，药效尽失。

曾记得《健康报》有一篇报道，云贵高原、秦巴山区等地有煮附子吃的习俗，从冬至吃到立春，共45天。把附子收下来，煮一天一夜，第二天尽食之，无半点中毒。可见药物加工是关键。《尚书·说命》云："药不瞑眩，厥疾弗瘳。"附子如果无毒，何谈功效！中医是因时、因势而辨证用药的。生附子不能上市，熟附子又掺假，导致药效全失。在临床的一些案例中，有用附子半斤，甚至一二斤而不效者，也不足为奇。所以在治疗中，用附子要谨慎识药和正确炮制、煎煮。

附子为木中土，辛在木为用，在土为体，补本脏，泻我所克，防其反侮。

【原文】上五条，为肝家之正属，皆辛散以应肝德也，故能解逆散滞。

【解读】此五味乃肝之精品药，适应肝性，以辛散为功。（详见"二十五味精品药物表"。）

桂为木中木，姜为木中火，附子为木中土，生姜为木中水，细辛为木中金。

五咸药

旋覆花

【原文】味咸质轻。除喉、胸结气痰水，心下结气，上逆作呃。

【解读】《本草经集注》云："味咸、甘，温，冷利，有小毒。主治结气，胁下满，惊悸，除水，去五脏间寒热，补中，下气。"

《伤寒论》"旋覆代赭汤"条云："伤寒发汗，若吐，若下，解后，心下痞硬，噫气不除者。"

《金匮要略》"旋覆花汤"条云："……妇人则半产漏下，旋覆花汤主之。"

陶氏补心（心包）汤，用旋覆花之咸，补心泻肺，咸以润肾。

旋覆花，在上除痰水逆气，补心安神；在中降逆止呕，开胃气；在下除死血瘀血。一味旋覆花，可解水、气、血三毒。

丹 皮

【原文】味咸苦。除血瘀，癥坚血风痉急，为心之主药。

【解读】《本草经集注》云："主治寒热，中风，瘈疭，痉，惊痫，邪气，除癥坚瘀血留舍肠胃，安五脏，治痈疮。"

牡丹皮，咸除血瘀，苦泄血中之热，而主血脉，为心之主药。除上述功能外，它还有降气、平冲逆之作用。《辅行诀传人张大昌遗著》"大厥图"中的"桂枝茯苓丸"主治条，用牡丹皮、桃仁、芍药除在下之瘀积癥痼，与桂枝互佐，降冲逆，解血风痉急，平大厥。

《金匮玉函要略疏义》云："妇人宿有癥病，经断未及三月，而得漏下不止，胎动在脐上者，为癥痼害……桂枝茯苓丸主之。"在"桂枝茯苓丸"条下，喜多邨直宽注云："牡丹皮、桃仁去旧血，生新血……炼蜜丸服者，缓以治下也。"

大黄牡丹皮汤治肠痈下血，用牡丹皮除死血、瘀血、癥瘕，息风痉。

大 黄

【原文】味咸苦，寒。除食水，下瘀血闭结，利大肠气。

【解读】《本草经集注》云："味苦，寒，无毒，主下瘀血、血闭、寒热，破癥瘕积聚、留饮宿食，荡涤肠胃，推陈致新，通利水谷，调中化食，安和五脏。"

大黄的临床用量当斟酌。先师善用 3～5 克去烦热，10～15 克祛瘀通便。在《伤寒论》大柴胡汤及泻心类汤中，大黄一日量为二两（30 克），通肠胃，下积滞；在诸承气、抵当、桃仁等汤中，大黄一日量为四两（60 克），大剂量则性峻烈，下瘀血，破闭结，荡涤肠胃；在大陷胸汤、厚朴大黄汤中，一日量最大用到六两（90 克），治水火结积而胁下痛，心下痛，按之石硬。大黄用量还是要结合临床，依患者的耐受力，酌情选用。

通过以上诸贤达之用药，可以看出大黄之效能，轻则活血、祛瘀热，重则破癥结、痼害，利大肠。

大黄为火中土，木火相通，火用，金体，水之化味。

葶苈子

【原文】味咸苦。主通利水道，下气开郁。

【解读】《本草经集注》云："主治癥瘕积聚，结气，饮食寒热，破坚逐邪，通利水道……"

《校注讲疏》云："秋金之气所降者为湿热，在病之气则所降者为痰水，痰水之降以葶苈为主。"

《金匮要略》云："肺痈，喘不得卧，葶苈大枣泻肺汤主之。"又云："腹满，口舌干燥，此肠间有水气，己椒苈黄丸主之。"

苦葶苈子通利胸胁之积水，利肺气，去痰热，消痰结，化脓痈。葶苈子下气利水势猛，不可长时间服用，久服必脱水伤气，老弱患者当慎之。

泽　泻

【原文】味咸淡。主宿水在中，利小便。

【解读】《本草经集注》云："主治风寒湿痹，乳难，消水，养五脏，益气力，肥健。补虚损五劳，除五脏痞满，起阴气，止泄精、消渴、淋沥，逐膀胱三焦停水。"

《金匮玉函要略疏义》在"心下有支饮，其人苦冒眩，泽泻汤主之"条下疏义："此支饮眩冒证治。水饮留于心膈，则清阳被阻抑，不能上走于头目，故其人苦眩冒也。"泽泻汤中，泽泻用五两（75克），白术用二两（30克）。

泽泻于五苓散中，多出他药一倍，功在利水无疑；于肾气丸中，与他药等量，强阴气为主，利水为辅。

【原文】上五条，为心之正属，味咸皆可软坚，实心之正德，故能推陈致新也。

【解读】旋覆花为火中木，牡丹皮为火中火，大黄为火中土，葶苈子为火中金，泽泻为火中水，以上乃心条之五行药。

五甘药

甘 草

【原文】味甘。通脉长肌肉，止挛急疼痛，生津液。抑百草毒，调协诸药。

【解读】《本草经集注》云："主治五脏六腑寒热邪气，坚筋骨，长肌肉，倍力，金疮肿，解毒……"

张仲景用甘草，合人参、白术，缓补中土，以灌四旁，濡养五脏；合芍药，酸甘解挛止痛。大黄甘草汤，甘咸除燥，治积、食、热；桔梗甘草汤，甘苦解肿毒。

人 参

【原文】味甘。补五脏诸虚，为脾之主。

【解读】《本草经集注》云："主补五脏，安精神，定魂魄，止惊悸，除邪气，明目，开心益智。"

《伤寒论》用人参者，四逆加人参汤、茯苓四逆汤、厚朴生姜半夏甘草人参汤，人参皆一两，助阳；白虎加人参汤、干姜芩连汤、吴茱萸汤、桂枝人参汤、泻心汤、小柴胡汤、新加汤，人参皆三两，治心下痞满；竹叶石膏汤、附子汤、黄连汤、旋覆花代赭石汤等，用人参二两，治气虚痞满。人参小量益气安神，中量生津补液，大量下痞消积。

以陶弘景五味气化生成而论，人参具有甘、苦两种气味。甘，土之用，脾主；苦，水之用，肾主。甘苦合化成咸，补火泻金。故人参调补五脏，消痞去积，安神健脾，消胀除烦。

薯 蓣

【原文】味甘，滑。主补虚瘦，长肌肉，益气力。

【解读】《本草经集注》云："味甘，温、平，无毒。主治伤中，补虚羸,除寒热邪气,补中,益气力,长肌肉。"

《金匮要略》"肾气丸"条之原文:"此名转胞,不得溺也。以胞系了戾,故致此病,但利小便则愈,宜肾气丸主之。"肾气丸通肾气而利小便,其功在缓补肾气。

薯蓣的功能是"主补虚瘦,长肌肉,益气力",亦为脾肾之菜。

茯 苓

【原文】 味淡,微咸。主水气逆,心中动悸不安。

【解读】《本草经集注》云:"主治胸胁逆气,忧恚,惊邪恐悸,心下结痛……利小便,止消渴,唾……开胸腑,调脏气,伐肾邪,长阴,益气力,保神守中。"

陶弘景用小泻肾汤"治小便赤少,少腹满,时足胫肿者方"。水逆为病,张仲景用茯苓,在于利水安神,治心中动悸,苓桂类汤是例。

茯苓味淡,利水保神,有松之余气,并可利湿收腐,敛肿溃。

【原文】 上四条皆属土,土性缓徐,诸药得之,能令势力增长,副毒尽消也。

【解读】 甘草为土中木,人参为土中土,山药为土中金,茯苓为土中水。

副毒,乃"副作用"之简称,指药物的不良反应。

五酸药

芍 药

【原文】 味酸涩。主邪气腹疼,除血痹,益阴气。

【解读】《本草经集注》云:"(芍药)通顺血脉,缓中,散恶血,逐贼血,去水气,利膀胱大小肠。"

芍药味酸、微甘,益阴除痹,活血解挛痛。与桂枝同用,辛酸甘化，益阴调营卫。芍药甘草汤，酸甘以解挛。阴旦汤中，芩、芍酸苦，治热以除烦。大青龙汤中，酸咸化辛以宣肺。大黄牡丹皮汤中，以酸咸除血痹。

张仲景、陶弘景二圣，用药皆出《神农本草经》，理相同，方相近。张仲景撰《伤寒论》，以六经辨证明经义，以方名药，药在方中，有一证即用是方，目的在于治病养生。陶弘景撰《辅行诀五脏用药法要》，用五脏辨证，以气味说药性，以阴阳五行立规矩，目的在于养生治病。

山茱萸

【原文】味酸，温。温中益精气，止小便利，逐寒湿痹，生血脉。

【解读】《名医别录》云："……温中，下气，出汗，强阴，益精，安五脏，通九窍，止小便利。"

《金匮要略》"崔氏八味丸"中，用山茱萸四两，治脚气上入，少腹不仁，小便不利。

衣之镖师兄在《新校正》中将补心（心包）汤中的豆豉更正为山茱萸。酸乃补心（心包）汤中之化味，以山茱萸之酸，代豆豉之酸，泻肝补金，充实心火，药变味不变。山茱萸益精补肾。

五味子

【原文】味酸，温。益气，劳伤羸瘦，咳逆上气，补不足，止汗。

【解读】《神农本草经》云："五味子，味酸，温。主益气，咳逆上气，劳伤羸瘦，补不足，强阴，益男子精。"

《伤寒论》之小青龙汤主治"伤寒表不解，心下有水气……"

《伤寒论》之小青龙汤，陶弘景在外感六神方中为其正名，作大青龙汤。其文曰："治天行病，表不解，心下有水气，干呕，发热而喘咳不已者方。"五味子在本方中除了止汗、治咳逆上气、补不足外，还有收麻黄之辛散太过的作用。

五味子五味俱全，一酸为最。酸，肝之体味。补肝汤中用五味子,是反佐法,补中有泻。酸在金为用,补肺之主。酸在火为其化味,收心气。救误大泻肾汤,用五味子强阴收汗;大补脾汤中,五味子佐姜、术行阳以益阴。诸劳损方,如宁息补肺汤,佐五味子补肺虚,止汗出口渴;大青龙汤、补肝汤,在辛药中佐一酸味,化甘味,缓急,抑咳逆上气。

麦门冬

【原文】味涩、甘、微酸。主伤中脉绝,虚劳客热,气乏燥渴,保定肺气,强阴益精,愈痿蹶。

【解读】《神农本草经》云:"麦门冬,味甘,平。主心腹结气,伤中伤饱,胃络脉绝,羸瘦短气……"《本经疏证》注云:"盖麦门冬之功,在提曳胃家阴精,润泽心肺,以通脉道。"

麦冬滋益脏虚。陶弘景小补肺汤条云:"治汗出,口渴,少气不足息,胸中痛,脉虚者方。"先师在小补肺汤条下注释云:"上方门冬、五味酸收助肺,用以为正补……"

大补脾汤中,麦冬为佐药,小补肺气,乃实子保母法;宁息补肺汤中,麦冬为君药,治肺虚,安肺气,强阴,止汗,除烦热;救误大泻脾汤中,麦冬与附子、干姜同用,辛酸化甘以育阴。

枳 实

【原文】味酸芳苦。利五脏,除胸胁痰癖,破结消胀痞逆气。

【解读】《名医别录》云:"枳实,味酸,微寒,无毒。主除胸胁痰癖,逐停水,破结实,消胀满,心下急痞痛,逆气,胁风痛,安胃气,止溏泄,明目。"

《伤寒论》"四逆散"之条文曰:"少阴病,四逆,其人或咳,或悸,或小便不利,或腹中痛,或泄利下重者,四逆散主之。"枳实味酸,肝主,治在痰,在气,故陶弘景大、小泻肝汤主治肝气实,胁下痛;在大补心汤中作辅佐,轻泻其母以安心;大、小泻肺汤用以除痰癖,逐停水,平逆气,破结实,并防木气过盛而反侮金;救误大、小泻肝汤均用枳实,依然功在泻肝。

【原文】上五条味涩酸属肺，性收涩为正德，故能止耗汗、泄利、遗失也。

【解读】芍药为金中木，山茱萸为金中火，五味子为金中土，麦冬为金中金，枳实为金中水。

五苦药

黄 芩

【原文】味苦涩。主诸热黄疸，肠澼下利不已。

【解读】《本草经集注》云："黄芩，味苦，平、大寒，无毒，主治诸热，黄疸，肠澼泄利，逐水，下血闭。"

黄芩苦以泄热，陶弘景大、小泻心汤重用之。苦则坚脾土，补肾水，朱鸟汤治肠澼下血，大、小阴旦汤治肠中结热。

仲景诸泻心汤中用黄芩，辛苦除痞；柴胡类汤，证虽亦有痞满，然重在除寒热；阴旦汤，重在肠澼下利。

黄 连

【原文】味焦苦。主心烦动悸不安，洞泄肠澼，吐衄失血。

【解读】《本草经集注》云："味苦，寒。主热气目痛，眦伤泣出，明目，肠澼腹痛下利，妇人阴中肿痛。"

《名医别录》云："主治五脏冷热，久下泄，便脓血，止消渴……调胃，厚肠，益胆，治口疮。"

黄连苦寒，为水中火，用于泻心汤中，补肾水，坚脾土。大、小朱鸟汤中用大量芩、连，意在治疗肠澼下血，吐衄失血。

术

【原文】味微苦，平。主湿痹泄利，除热，消食水。

【解读】《本草经集注》云："味苦甘，温，无毒。主治风寒湿痹，死肌，痉，疸，止汗，除热，消食。"

《名医别录》云："主治大风在身面，风眩头痛，目泪出，消痰水，逐皮间风水结肿，除心下急满……暖胃，消谷，嗜食。"

《伤寒论》28条"服桂枝汤，或下之，仍头项强痛，翕翕发热，无汗，心下满微痛，小便不利者，桂枝去桂加茯苓白术汤主之"，治表未解，水气停于心下，意在暖胃消谷；174条"若其人大便硬，小便自利者，去桂加白术汤主之"，用白术四两，下结热；175条"风湿相搏，骨节疼烦，掣痛不得屈伸，近之则痛剧，汗出短气，小便不利，恶风不欲去衣，或身微肿者，甘草附子汤主之"，用白术二两，桂枝四两，祛风寒湿痹；67条"伤寒，若吐若下后，心下逆满，气上冲胸，起则头眩，脉沉紧，发热则动经，身为振振摇者，茯苓桂枝白术甘草汤主之"，用白术二两，治水饮上逆。

《金匮要略·痉湿暍病脉证治》中，麻黄加术汤，用白术四两，量大于麻黄一倍，逐皮水，治风水结肿；甘草干姜茯苓白术汤，用白术二两，治肾着，寒湿着于下焦，身重冷痛，腹痛；枳术汤，用白术二两，治心下水邪凝聚，坚大如盘；泽泻汤，用白术二两，治"心下有支饮，其人苦冒眩"；人参汤（即理中汤），用白术三两，治心下痞满。

白术功能的发挥，其一在于剂量，大量（30克以上）利水、泻肠胃；中量补虚以治痞；小量除热以消食。其二在于配伍，与麻黄配伍，治湿痹，而醒睡；与桂枝配伍，利水以祛湿；与人参配伍，补气以健脾。

苦竹叶

【原文】味苦，平。止烦渴，下气止咳逆，筋溢出。

【解读】《本草经集注》云："味苦，平、大寒，无毒。主治咳逆上气，溢筋急，恶疡，杀小虫。"

《名医别录》云："治口疮、目痛，明目，通利九窍。"

《伤寒论》云："伤寒解后，虚羸少气，气逆欲吐者，竹叶石膏汤主之。"

《临证心得录》云："竹叶味苦，苦为水之用味，火之体味，故可清热除烦。"下气止咳要在治痰，治疗筋溢出要在利肝肾。

竹叶种类甚多，以上所论都是苦竹叶，苦可补肾泻心。

地 黄

【原文】味苦甘。主男妇内崩出血，补不足，益力气。

【解读】《本草经集注》云："逐血痹，填骨髓，长肌肉，做汤除寒热积聚，除痹。"

《伤寒论》炙甘草汤治"伤寒，脉结代，心动悸"，系心血不足，心阳不振，生地黄用至一斤。《金匮要略》百合地黄汤，治大病后，真阳已虚，真阴大损，余热未尽，致使百脉皆病，称百合病，生地黄汁用至一升。防己地黄汤，用生地黄二至五斤，其量最大，"治病如狂状，妄行，独语不休，无寒热，其脉浮"，系血热生风，治在活血、凉血，除热安神。肾气丸、黄土汤、薯蓣丸用地黄之意在于补肾滋阴；胶艾汤用地黄在于治内崩，止血，补不足。

地黄活血祛瘀，除血痹，止崩漏衄血，益肝肾，补不足，益力气。今之生地黄偏凉，熟地黄偏温，干地黄最原始，也最接近《神农本草经》之记载。

【原文】上五条，皆苦以应水德，以坚为用，故治文皆以静固为主也。

【解读】苦主坚，应肾之性，治皆以静固滋补为主。

黄芩为水中木，黄连为水中火，术为水中土，竹叶为水中金，地黄为水中水。

五果

桃 奴

【原文】味辛，温。可发汗祛风邪，疗中恶腹痛，杀百鬼不祥。

【解读】《本草经集注》云："主下血瘕，寒热积聚无子。"

《名医别录》云:"主带下诸疾,破坚闭。"

桃奴辛温,散风发汗,祛瘀血,与桃仁相通,下血瘕,疗急腹疼痛、百合、鬼恶。

辛味乃金之化味,木之用味,土之泻味,故有补肝泻脾之功。

栗

【原文】味咸。祛结痰留饮,利小便,止喘息,宁心气,愈下痿。

【解读】《名医别录》云:"味咸,温,无毒。主益气,厚肠胃,补肾气。"

栗,熟则味甘美,服之不饥。栗乃水之化味,补肾,去结痰留饮,利小便,而愈下痿;补火泻金,止喘息,宁心气。

枣

【原文】味甘。补中益脾,疗心中悬饥,生津液。

【解读】《本草经集注》云:"味甘,平,无毒。主治心腹邪气,安中养脾,助十二经,平胃气,通九窍,补少气少津,身中不足,大惊,四肢重,和百药。"

枣味甘甜,河北、河南大平原产者最佳,其性温和,补中益脾。甘乃木之化味,泻水补土,故治悬饥,生津液,利水湿。

杏

【原文】味酸。收耗气,止汗出。

【解读】《本草经集注》云:"主治咳逆上气,雷鸣,喉痹,下气,产乳,金疮,寒心,奔豚……"

杏,其仁味苦,温。为心之果,止汗,祛痰咳,利水肿。甘苦化咸,咸则泻金补心,治在"收耗气,止汗出"。

李

【原文】味苦,寒。除痼热,调中。

【解读】《名医别录》云："李核仁，味甘、苦，平，无毒。主治僵仆跻，瘀血，骨痛。"

李子乃肝之果，泻肝调中，除痼热。果熟味甘，性凉滋；生者酸涩，难入食。苦乃土之化味，泻心补肾。

【原文】上五果。

【解读】以上五果，丰收年当果，灾荒年当粮。五果有各自不同的性味，分别入五脏，调偏倚，补正气，养性命。

五菜

韭

【原文】味酸，无毒。调血脉，归于心。

【解读】《本草经集注》云："味辛，微酸，温，无毒。归心，主安五脏，除胃中热。"

韭味酸，心之化味，木体金用，活血，治真心痛。

苣

【原文】味苦。主五脏邪气，厌谷，胃痹肠癖，消渴热中，诸毒恶疮，安心益气，令人聪察，少睡。

【解读】苣味苦，土之化味，火体水用，脾之菜，消食，通便，安心益气。

葱

【原文】味辛，散。伤寒发汗，祛表热，通经脉。

【解读】《本草经集注》云："……葱白，平，可作汤，主治伤寒，寒热，出汗，中风，面目肿，伤寒骨肉痛……"

《伤寒论》"白通汤"条云："少阴病下利，白通汤主之。"该方为葱白四茎，干姜一两，附子一枚（生用）。葱佐姜、附，散寒气以通阳。

葱味辛，平，金之化味，土体木用，肺之菜，解表散寒，通阳温四肢。

薤 白

【原文】味甘。止利下肠澼，止脾痹痛，止一切失血、衄血。

【解读】《神农本草经》云："味辛，温。主金疮疮败，轻身不饥耐老。"

《名医别录》云："除寒热，去水气，温中，散结，利病人。"

薤白味辛甘，肝之化味，水体土用，肝之菜，主散结气，治胸痹，止吐衄。

藿

【原文】味咸。归心，除胃中积。

【解读】藿味咸，水之化味，金体火用，肾之菜。

【原文】上五菜。

【解读】"五菜为充"，补五谷营养之不足。五菜以各自不同气味，适五脏之性，入五脏。

五谷

胡麻油

【原文】温滑润肠，出便秘。外敷生肌，除火疡。

【解读】《本草经集注》谓胡麻味甘，平，"主治伤中虚羸，补五内，益气力，长肌肉，填髓脑"。

芝麻味凉，肾之谷，具有润滑、濡养之能。补筋脉，养五脏，主肝肾之不足。临床上有治风湿痛、疮疡作用。

麦 酒

【原文】补心调脉。

【解读】《本草经集注》云："大麦，味咸，温、微寒，无毒。主治消渴，除热，益气调中。"

酒，麦之精，其味甘美，养五脏，补心调脉，心之谷。

饴 糖

【原文】补脾缓中，益气消食。

【解读】《本草经集注》云："味甘，微温。主补虚乏，止渴，去血。"

饴，谷之精，味甘美，补脾，养五脏，缓急止痛，大阳旦汤主。

白醝浆

【原文】润气燥，止胸痛。

【解读】白醝浆，黍稷之精，味酸甜甘美，养五脏，消谷，润肺止痛。肺之谷。

苦 酒

【原文】醋也，消肿下痢。

【解读】《本草经集注》云："味酸，温，无毒。主消痈肿，散水气，杀邪毒。"

苦酒，高粱主，五谷之精，味甘酸，调味，养五脏，酸适肝性。

【原文】上补劳损诸方内药。

【解读】以上五谷，以不同甘美味道分别入五脏，养命，救诸劳损。

其他药

柴　胡

【原文】味苦，平，气芳。主伤寒邪在少阳经，寒热往来，胁下支满而痛。

【解读】《神农本草经》云："味苦，平。主心腹，去肠胃中结气，饮食积聚，寒热邪气，推陈致新。"

《名医别录》云："主除伤寒，心下烦热，诸痰热结实，胸中邪逆，五脏间游气，大肠停积水胀，及湿痹拘挛。"

柴胡乃阴旦类方之君药，入肝、胆经，善搜剔表里、上下、脏腑间寒热之邪，其性柔和，表可散，里可下。如《伤寒论》大、小柴胡汤，柴胡桂枝干姜汤，柴胡用量均是半斤 [换算成国际通用计量单位，一两等于 15 克，半斤（八两）等于 120 克] 以治疗外感；柴胡桂枝汤、柴胡加芒硝汤、柴胡加龙骨牡蛎汤，用量为二两至四两（30 ～ 60 克）不等，其小剂量能调理肝脾，治内伤。

麻　黄

【原文】味苦，轻。发表解汗，去表热怫郁邪气，止喘息。

【解读】《本草经集注》云："主治中风伤寒头痛，温疟，发表出汗，去邪热气，止咳逆上气，除寒热，破癥坚积聚。"

《名医别录》云："主治五脏邪气缓急，风胁痛，字乳余疾，止好唾，通腠理，疏伤寒头痛……"

《伤寒论》大青龙汤中，麻黄用量最大，为六两，原文云："太阳中风，脉浮紧，发热恶寒，身疼痛，不汗出而烦躁者，大青龙汤主之。"其治在于发散风寒。小青龙汤、麻黄汤、葛根汤中，麻黄各用三两。麻黄乃麻黄类方之君药，功在辛散，宣肺利饮，发汗止喘。

杏 仁

【原文】味苦，温。主咳逆上气，解肌，消风水。

【解读】《本草经集注》云："味甘、苦，温，冷利，有毒。主治咳逆上气，雷鸣，喉痹，下气，产乳，金创，寒心，奔豚。"

《名医别录》云："主治惊痫，心下烦热，风气去来，时行头痛，解肌，消心下急。"

《伤寒论》麻黄汤，用杏仁七十个，解表散寒。桂枝加厚朴杏仁汤，每剂用杏仁五十个，治素有喘疾，而生腹胀。麻黄杏仁甘草石膏汤，用杏仁五十个（去皮尖），治"汗出而喘，无大热者"，杏仁佐麻黄，利气治喘，疗咳逆、心烦。本方中用石膏，制麻黄之过于辛散。

《金匮要略》苓甘五味加姜辛半夏杏仁汤中，用杏仁半升。麻杏薏甘汤中，杏仁十个，其用量最小，意在祛风湿。茯苓杏仁甘草汤中，杏仁五十个，治"胸痹，胸中气塞，短气"，属于中量。

仲景用杏仁，皆出经义：中量主咳逆上气，大量益心利水，小量为佐使、祛风湿。

据李宇航《伤寒论方药剂量与配伍比例研究》一书考证，杏仁一枚为 0.4 克，杏仁七十枚为 28.07 克，半升为 60 克。

苦杏仁，味苦，性烈，利痰饮，消风水，主咳逆上气，益心。甘杏仁，毒性小，加工后作菜肴，可饱人腹。临床上，有以巴旦杏仁冒充者，有毒，当注意鉴别。

半 夏

【原文】味辛。去胸腹痰水，止呕吐，心痛坚痞。

【解读】《本草经集注》云："主治伤寒寒热，心下坚，下气，喉咽肿痛，头眩，胸胀，咳逆，肠鸣，止汗。"

《名医别录》云："主消心腹胸中膈痰热满结，咳嗽上气，心下急痛坚痞，时气呕逆，消痈肿……"

《伤寒论》之诸柴胡汤、三泻心汤，用半夏均为半升，证见心下痞满，呕吐，气逆。小青龙汤用半夏半升，利饮祛痰。

《金匮要略》半夏厚朴汤中，用半夏一升，治"妇人咽中如有炙脔"；小半夏汤中，用半夏一升，治"呕家本渴，渴者为欲解，今反不渴，心下有支饮故也"；麦门冬汤中，用半夏一升，治"大逆上气，咽喉不利"。上三方，半夏均用至一升，治痰饮积在咽喉。

大半夏汤的半夏用量最大，为二升，治"胃反呕吐者"，积饮于胃，心痛坚结。足见仲景用半夏，功在消痰利饮，下气破坚。

据李宇航考证，汉代的半夏一升，等于现在的 122.58 克，如分三次服，则每次约 40 克。最大用量为二升，则大半夏汤中当用 245.16 克。柴胡及泻心类方用半升，等于 61.29 克，分三次服，每次约 20 克，与现在用量接近。

在东汉，仲景所用半夏，均是生半夏，而现在所用半夏则是加工过的，其功能是有相当差异的，中毒量也是难以揣摩，故当斟酌使用。更不可理喻的是，现在有以水半夏冒充者，其功能，其效量，皆不足论。而现在人工培植的半夏，药效难明。药材要地道。

知　母

【原文】 味苦，寒。止渴热，生津液，保肺气。

【解读】《本草经集注》云："主治消渴热中，除邪气，肢体浮肿，下水，补不足，益气。"

《伤寒论》有关"白虎汤"条原文："伤寒，脉浮滑，此表有热……"知母六两，治阳明大热证。

《金匮要略》百合知母汤，用知母三两，治"百合病，发汗后者"，及大病后，余热未尽者。桂枝芍药知母汤，治"诸肢节疼痛，身体尪羸，脚肿如脱，头眩短气，温温欲吐"，用知母四两。白虎加人参汤中，用知母佐石膏去大热，知母用至六两。知母疗虚弱，祛虚热。

粳　米

【原文】 保肺气，生津液，去烦热。

【解读】《名医别录》云："粳米，味甘、苦，平，无毒。主益气，止烦，止泄。"

《伤寒论》白虎汤中，粳米用至六合，保肺生津，养五脏。

粳米，味甘淡而补脏，性中和而偏凉。佐石膏，甘凉以去热；伍竹叶，甘淡以清心。

鸡子黄

【原文】补心中真阴，除热毒，涂火伤。

【解读】《伤寒论》黄连阿胶汤，治"少阴病，得之二三日以上，心中烦，不得卧"，系外邪入里，郁而化热，热扰神府，心中躁扰。

《金匮要略》百合鸡子黄汤，用鸡子黄一枚，治百合病之虚弱者。

鸡，五畜之一。鸡子清象天，鸡子黄象地，孕育着生命，所以鸡子黄"补心中真阴"，佐芩、连消热毒以除烦。

阿　胶

【原文】味甘，平。主心腹内崩出血，劳极阴气不足，脚痠不能行，养肝气。

【解读】《名医别录》云："主丈夫少腹痛，虚劳羸瘦，阴气不足，脚痠不能久立，养肝气。"

《伤寒论》黄连阿胶汤中，阿胶与鸡子黄同功，主治阴气不足；芎归胶艾汤，用阿胶滋补阴津，止血；炙甘草汤，用阿胶治气血两虚，阴津不足。阿胶以滋补为主。

阿胶，虽诸皮皆可制作，唯牛皮、阿水成者真，详见《辅行诀五脏用药法要临证指南医案》"朱雀汤"条下。牛，《礼记·月令》云："牛为土畜。"入脾，补五脏，其胶味甘美。

瓜蒌实

【原文】味甘。主胸痹，下心胸痰水。

【解读】《名医别录》云："治胸痹，悦泽人面。"

《金匮要略·胸痹心痛短气病脉证治》中瓜蒌诸汤，皆治气结在胸，痹闭而不去，其证以痛为主。瓜蒌下痰水，邪祛则气通。

瓜蒌瓤，味甘，主治胸痹；瓜蒌子，味苦，泻心，消痰，排脓，治胸中结气。一味而两功。

栀 子

【原文】味苦涩。主五内邪热，心烦懊侬。

【解读】《名医别录》云："主治目热赤痛，胸心大小肠大热，心中烦闷，胃中热气。"

《伤寒论》栀子豉汤，治"发汗、吐、下后，虚烦不得眠，若剧者，必反复颠倒，心中懊侬"。

栀子苦寒，可清胸中之火，除热烦，佐豆豉吐烦气，开上焦之郁。栀子干姜汤，辛苦除瘀，祛结气；栀子甘草汤，甘苦化咸以润肾。肠胃虚寒者不宜服。

龙胆草

【原文】味苦。除胃中伏热，时气温热，热泄下痢。

【解读】《名医别录》云："大寒，无毒。主除胃中伏热，时气温热，热泄下痢，去肠中小蛊，益肝胆气。"

龙胆草苦寒，泄肝胆之热从下出，佐栀、豉吐烦气，治胸中窒。

豉

【原文】味酸，寒。主伤寒头疼，寒热瘴气，恶毒。烦躁满闷，虚劳喘吸。

【解读】《名医别录》云："主治伤寒、头痛、寒热、瘴气、恶毒、烦躁、满闷、虚劳、喘吸、两脚疼冷，又杀六畜胎子诸毒。"

豉味酸，与葱配伍，解表，发汗；与栀子配伍，苦寒除烦热。

瓜 蒂

【原文】苦，寒。病在胸胃，皆吐去之。吹鼻除息肉，黄疸。

【解读】瓜蒂配赤小豆，效最显。服之吐邪热，闻之滴黄疸水出。

戎　盐

【原文】火上烧赤，和汤服，入口可吐宿食、痰水，止心腹急痛。

【解读】《本草经集注》云："戎盐，主明目，目痛，益气，坚肌骨，去毒虫。"

盐咸，火之用，金之体。陶氏小泻心汤用龙胆草、栀子、戎盐，两苦一咸吐烦气，咸苦化酸以收心之过散。

苦　参

【原文】大苦。主心腹邪热结气，和醋，吐一切热痰恶涎。

【解读】《名医别录》云："养肝胆气，安五脏，定志，益精，利九窍，除伏热，肠澼，止渴，醒酒……"

苦参乃苦之最，吐乃其首要功效。用于大泻心汤[1]中，酸苦除烦热结气，治暴得心腹痛等。

代赭石

【原文】味咸，平。养血气，除五脏血脉中热，血痹血瘀，止噫气。

【解读】代赭石又名血师，血分之药，降气养心。本条"四血一止"是其主治。其功详见本书"大补心汤"条。

石　膏

【原文】味甘涩。除营卫中大热，解燥毒，止消渴及中风痿痹，收耗汗。

【解读】《名医别录》云："主除时气，头痛，身热，三焦大热，

---

[1]《五脏法要释》中的大泻心汤，有苦参，无通草。

皮肤热，肠胃中鬲热，解肌，发汗，止消渴，烦逆，腹胀……"

　　石膏味甘，性凉，甘而不腻，凉而不寒。在《伤寒论》中，与麻黄共用，解表散热，如开窗牖以通风。在麻杏甘石汤中，解热止喘；在越婢汤、大小青龙汤中，为佐使，防麻黄辛烈之性动脏，做到散中有收，清中有宣；在白虎汤中，止大渴，泄大热，收耗汗。伤寒本乃外感寒而内生热，麻黄开营卫，石膏清里热，表里并治。

主要参考书目

［1］梁·陶弘景.本草经集注（辑校本）［M］.尚志钧，尚元胜，辑校.北京：人民卫生出版社，1994.

［2］梁·陶弘景.名医别录（辑校本）［M］.尚志钧，辑校.北京：人民卫生出版社，1986.

［3］晋·皇甫谧.针灸甲乙经［M］.北京：人民卫生出版社，2006.

［4］晋·葛洪.肘后备急方［M］.北京：人民卫生出版社，1956.

［5］金毅.抱朴子内外篇校注［M］.上海：上海古籍出版社，2018.

［6］江灏，钱宗武.今古文尚书全译［M］.贵阳:贵州人民出版社，1990.

［7］日·丹波元简.难经疏证［M］.//陈存仁.皇汉医学丛书.上海：上海中医学院出版社，1993.

［8］张大昌，钱超尘.辅行诀五脏用药法要传承集［M］.北京：学苑出版社，2008.

［9］隋·巢元方.诸病源候论［M］.北京：人民卫生出版社，1955.

［10］隋·杨上善.黄帝内经太素［M］.北京：学苑出版社，2007.

［11］唐·王焘.外台秘要［M］.北京：人民卫生出版社，1955.

［12］唐·孙思邈.备急千金要方[M].北京:中国医药科技出版社，1955.

［13］宋·苏颂.本草图经辑校本［M］.尚志钧，辑校.北京：学苑出版社，2017.

［14］周祖亮．简帛医药文献校释［M］．北京：学苑出版社，2014．

［15］宋·陈言．三因极一病证方论［M］．北京：人民卫生出版社，2007．

［16］唐·甄立言．古今录验方[M]．//范行准．中医古文献丛书(壹)．北京：中医古籍出版社，2007．

［17］明·李时珍．本草纲目［M］．北京：人民卫生出版社，1977．

［18］明·张景岳．类经［M］．北京：人民卫生出版社，1985．

［19］清·高学山．高注金匮要略［M］．北京：中国中医药出版社，2010．

［20］清·张志聪．黄帝内经灵枢集注［M］．//郑林．张志聪医学全书．北京：中国中医药出版社，1999．

［21］清·薛福辰．重广补注黄帝内经素问[M]．北京：学苑出版社，2012．

［22］清·邹澍．本经疏证［M］．海口：海南出版社，2009．

［23］清·戈颂平．伤寒杂病论金匮指归［M］．北京：中医古籍出版社，2008．

［24］清·陈梦雷，等．古今图书集成医部全录［M］．北京：人民卫生出版社，2006．

［25］刘蔼韵．金匮要略译注［M］．上海：上海古籍出版社，2017．

［26］张树生，马长武．神农本草经贯通［M］．北京：中国医药科技出版社，1997．

［27］日·汤本求真．皇汉医学［M］．陈存仁，校编．上海：上海中医学院出版社，1993．

［28］日·森立之．本草经考注［M］．上海：上海科学技术出版社，2005．

［29］日·浅田惟常．勿误药室方函口诀［M］．//日·浅田宗伯．浅

田宗伯方论医案集.陆雁，整理.北京：人民卫生出版社，
2019.

［30］日·吉益东洞.药征［M］.//陈存仁.皇汉医学丛书.上海：
上海中医学院出版社，1993.

［31］日·喜多邨直宽.金匮玉函要略疏义［M］.北京：中医古
籍出版社，2003.

［32］南宋·史崧.黄帝内经灵枢［M］.干祖望，主编.北京：学
苑出版社，2015.

［33］东汉·魏伯阳，宋·朱熹，等.周易参同契集释［M］.北京：
中央编译出版社，2015.

［34］朱佑武.宋本伤寒论校注［M］.长沙:湖南科学技术出版社，
1982.

［35］金·成无己.注解伤寒论［M］.北京：商务印书馆，1955.

［36］清·柯琴.伤寒来苏集［M］.北京：中国中医药出版社，
2008.

［37］明·童阳学.伤寒六书纂要辨疑[M].北京:中医古籍出版社，
1984.

［38］叶橘泉.古本康平伤寒论［M］.长沙:湖南科学技术出版社，
1986.

［39］陈慎吾.伤寒方证药证指要［M］.北京：人民军医出版社，
2011.

［40］赵桐.金匮述义［M］.北京：人民卫生出版社，2009.

［41］李宇航.《伤寒论》方药剂量与配伍比例研究［M］.北京：
人民卫生出版社，2015.

［42］马继兴.敦煌古医籍考释［M］.南昌:江西科学技术出版社，
1988.

［43］张大昌，陈志欣.辅行诀传人张大昌遗著［M］.北京：学
苑出版社，2019.

［44］陈志欣.辅行诀五脏用药法要临证指南医案［M］.北京：
学苑出版社，2016.

［45］衣之镖，赵怀舟.辅行诀五脏用药法要临证心得录［M］.北京：
　　　学苑出版社，2011.

［46］衣之镖.辅行诀五脏用药法要阐幽躬行录［M］.北京:学苑出版社，
　　　2018.

［47］衣之镖.辅行诀五脏用药法要校注讲疏［M］.北京：学苑出版社，
　　　2009.

［48］衣之镖.辅行诀五脏用药法要二旦四神方述义［M］.北京：学苑
　　　出版社，2019.

［49］衣之镖.辅行诀五脏用药法要疫疬辨治刍议［M］.北京：学苑出
　　　版社，2021.

［50］衣之镖.辅行诀五脏用药法要研究［M］.北京：学苑出版社，
　　　2019.

［51］东汉·许慎,清·段玉裁.说文解字注［M］.上海:上海古籍出版社，
　　　1991.

［52］清·王筠.文字蒙求［M］.北京：中华书局，1962.

［53］陆费逵，欧阳溥存.中华大字典［M］.北京：中华书局，1915.

［54］词源［M］.北京：商务印书馆，1931.

［55］沈澍农.中医古籍用字研究［M］.北京：学苑出版社，2007.

［56］李经纬，余瀛鳌，蔡景峰，等.中医大词典［M］.北京：人民卫
　　　生出版社，1995.

［57］王晓龙.实用中医字典［M］.北京：学苑出版社，2004.

［58］徐文兵.字里藏医［M］.合肥：安徽教育出版社，2007.

后　记

　　本书与《辅行诀传人张大昌遗著》是姊妹篇。后者是在 2018 年 10 月 1 日定稿、2019 年 7 月出版的。2018 年 11 月，我便开始策划草拟这部 "解读" 了。不幸在 2019 年，母亲染病，自那儿之后，病况时好时坏，我的心情也随着母亲的病情起起伏伏，十分沉重，写作受到了很大影响。母亲的病虽经多方治疗，但终不见好转，2020 年 4 月 29 日她与世长辞。我悲痛万分。母亲一生不辞劳苦，费尽心血供我读书，支持我学医，为百姓治病。自我当医生后，她经常教育我，做医生就要做个好医生，要做到全心全意，一点儿也马虎不得，人命关天呀。是的，在重病期间，她还上气不接下气地对我说："我没事，不要记挂守着我，病人还等着你呢，你放心去看病吧。"

　　母亲去了，我的心情一落千丈，好长时间拿不动笔。随着时间的流逝，想想母亲的谆谆教诲，我又重新振作起来，总算完成了此作，也算是对母亲的一点儿回报，并寄托我的一片哀思吧！

　　这本书是在那样的心境下写出来的，里面肯定有不少瑕疵和不妥之处。如再做进一步修改，又怕力不从心。还望同仁、挚友以及有志之士，包括所有读者，不吝赐教，使其成为一本稍有参考价值的书籍，对后辈有点儿补益，为宝贵的中医传承尽一点儿微薄之力。

　　另外，本书的完成，并非我一人之力，这当中有许多耆宿大贤、良师益友，付出过他们的心血。像谷魁景老师、刘敬磊先生，李寿峰、谷化池、刘立杰、赵荣旺等同志，都曾鼎力相助，尤其是衣之镖师兄，对本书出炉更是功不可没。他不仅为我提供了素材，还在一些关键时刻，在关键问题上，对我提醒、开导、指教，不少时候使我在迷茫、懵懂中豁然开悟，受益匪浅。在这里，让我一并向他们致谢。

　　还有要感谢的是我的家人，他们不仅在写书上为我腾出了时间，使我专

心致志，而且在日常行医、生活等多方面，也不让我分心。在此一角，我也
向他们道一声谢谢了。

陈志欣

2022 年 11 月 30 日